Depression
oder wenn das Gehirn unlogisch und skurril wird
von einer Betroffenen für Angehörige

Depression

oder
Wenn das Gehirn unlogisch und skurril wird

Ein Buch für
Angehörige und Interessierte
von depressiven Menschen

von einer Betroffenen geschrieben

Von

Violetta Braun

Impressum:
© 2008 Violetta Braun
Herstellung und Verlag:
Books on Demand GmbH, Norderstedt
ISBN 9783842344204

Inhaltsverzeichnis

Inhaltsverzeichnis

Wichtiger Hinweis:

Dieses Buch hat keinen medizinischen Hintergrund und verfügt über keinerlei rechtliche Grundlagen zum Thema Depression. Hier werden lediglich Erfahrungen und Meinungen einer Betroffenen geschildert. Alle Angaben zur Krankheit, Ratschläge oder eventuelle Angaben zur Medikation sind subjektiv und entsprechen keiner medizinischen Grundlage.

Wenn das Buch auch mit Selbstironie und Spaß geschrieben wurde, ist zu beachten, dass eine Depression eine ernst zu nehmende Krankheit ist, welche einer medizinischen Unterstützung bedarf. Das Buch möchte die Krankheit nicht als Spaß darstellen und distanziert sich von der Meinung, die Krankheit als vorübergehende Unstimmigkeit im Seelenhaushalt darzustellen.

Sollte sich Jemand von der leicht verständlichen, selbstironischen und manchmal auch lächerlich wirkenden Formulierung bzw. Beschreibung einzelner Situationen angegriffen oder verletzt fühlen, bitte ich diesem Umstand zu entschuldigen. Ich habe lediglich versucht, das Thema der breiten Leserschaft verständlich und ohne viel fachlicher Grammatik darzulegen.

Ich bin depressiv und sehe die Krankheit keineswegs als Spaß an. Alle Betroffenen und Angehörigen haben mein größtes Mitgefühl.

Vorwort

Ich habe lange überlegt, ob ich ein Buch über meine Depressionen schreiben soll. Der Markt ist voll davon! Alle Bücher geben Auskunft über Denk- und Handlungsweisen von depressiven Menschen. Erklären deren Krankheitsverlauf und erteilen Ratschläge, wie der Krankheit entgegen zu treten ist oder wie man sie bekämpfen kann. Betroffene schreiben über ihr Schicksal mit der Krankheit.

Im Zuge meiner Genesung stellte ich jedoch fest, dass für mich, als Betroffener, genug Hilfen angeboten werden. Mein Mann oder mein Umfeld dagegen Probleme hatten, Ansprechpartner zu finden. Und was ganz wichtig war: Viele Menschen konnten damit nicht umgehen.

Ich nahm an Kursen, Selbsthilfegruppen und Therapien teil und überall gab es für mich dieselbe Antwort: „ Ein Buch oder Anlaufstelle für Angehörige von depressiven Menschen?! Nein, da gibt es nicht viel Möglichkeiten."

Und dabei sind es doch genau die Angehörigen, Freunde und die Familie, welche sich mit der Krankheit auseinander setzen müssen. Sie brauchen Antworten und möchten die Krankheit verstehen lernen.

Wobei, wenn es um das Verstehen der Krankheit geht, gehen die Meinungen auseinander. Ich, als Betroffene, verstehe häufig meine Krankheit selbst nicht, wie kann man das dann von einem *nicht erkrankten* Menschen erwarten, welcher keine Literatur oder Anlaufstellen hat?

Ich möchte mit dem Buch Einsichten in die verkorkste Denkweise eines depressiven Menschen geben. Es verdeutlicht, was die Angehörigen tun können, um Rückfälle zu vermeiden oder frühzeitig eine Depression zu erkennen.

Es werden Fragen geklärt, wie: „Was sollte ich sagen und was lieber nicht?", „Wie sollte ich mich in bestimmten Situationen verhalten?", „Braucht der Betroffene meine Hilfe und wie sollte sie aussehen?" oder „Warum ist ein depressiver Mensch so abweisend?".

Das Buch ist mehr oder weniger in zwei Teile geschrieben worden. Zum einen wird der Betroffene vor der Diagnose bzw. Therapie geschildert und zum anderen nach der Diagnose und während der Genesung. Das Verhalten oder Denkweise ändert sich nicht wesentlich. Lediglich das Bewusstsein des Betroffenen verändert sich. Für die Außenwelt verändert sich auch das Wesen des Betroffenen, obwohl es gar nicht an dem ist.

Zu bedenken wäre noch, dass jeder Mensch seine Grenzen hat und es durchaus nicht einfach ist mit dieser Krankheit zu leben. Weder für den Betroffenen selbst noch für seine Angehörigen. Deshalb ist es wichtig, dass Angehörige und Freunde niemals ihr eigenes Wohl und die eigenen Grenzen außer Acht lassen.

Hier werden lediglich Empfehlungen geschildert. Keine Therapieansätze! Das Buch spiegelt meine Erfahrungen und Beobachtungen wieder und hat keine medizinische Basis. In Zusammenarbeit mit anderen Betroffenen und Angehörigen entstand dieses Buch.

Ärzte oder Psychologen werden wahrscheinlich die Hände über den Kopf zusammen schlagen und sagen: „Wie kann man dieses Thema so verallgemeinern. Jeder Mensch hat doch seine eigene Lebensgeschichte". Dann möchte ich darauf antworten: Ja, sie haben Recht! Ich will meine Eindrücke auch nicht zum Mittelpunkt der Medizingeschichte machen.

Ich will den Menschen da draußen versuchen zu erklären, warum ihr Freund, Bekannter oder Kollege genau so reagiert, wie er es tut.

Ich will verdeutlichen, dass die Depression eine Krankheit und nicht nur eine vorübergehende Demotivation ist.
Wie sonst sollte man es einen Angehörigen erklären? Fachbegriffe und typische Symptome reichen, nicht aus, das verrückte und manchmal peinliche Verhalten eines Betroffenen zu erklären.

Auch werde ich nicht die tragische Geschichte einer Betroffenen schildern, die an der Gesellschaft und sich selbst gescheitert ist. Tragisch ist nicht die Krankheit sondern der Umgang mit ihr. Ein wenig Selbstironie und Spaß helfen mir, mit der Krankheit umzugehen. Ehrlichkeit und Loyalität mir selbst gegenüber führen zu einem unbeschwerten Leben mit mir und meiner Umwelt.

Und genau so habe ich das Buch geschrieben:
Mit Spaß, Idealismus, Selbstironie und dem Wunsch zu helfen.

Ich möchte mit dem Buch den Menschen helfen, welche versuchen, einem depressiven Menschen zu helfen. Es soll ein wenig mehr über die Krankheit und ihrem Verlauf aufklären ohne psychologische Analysen aufzustellen. Ebenso soll meine Geschichte anderen Betroffenen Mut machen, nicht die Tragödie darin zu sehen.

Ich bin kein Arzt oder Psychologe, das bedeutet: ich kann die Krankheit nicht medizinisch erklären. Ebenso möchte ich auch keine medizinischen Einheitsthesen aufstellen. Lediglich die Krankheit selbst und meine Empfindungen und Erfahrungen, mit anderen Betroffenen und Angehörigen, finden in diesem Buch Platz.

Das Buch ist von einer Betroffenen geschrieben worden und dient lediglich als kleines Werkzeug im Umgang mit depressiv kranken Menschen. Wenn sie also eine medizinische Fachliteratur zum Thema Depression suchen, ist dieses Buch nicht das, was sie suchen. Es ist auch kein Tagebuch oder ähnliches.

Anhand von alltäglichen Ereignissen, werde ich Verhaltensweisen von depressiven Menschen aufzeigen und versuchen Antworten zu geben, wieso der Kranke so handelt. Einfache Wörter und Beispiele aus dem täglichen Leben werden leicht erklärt und mit einem Schuss Selbstironie und Witz verfeinert.

Natürlich ist dieses Buch auch für alle Personen geeignet, welche sich lediglich mit dem Thema beschäftigen und mehr darüber wissen wollen. Wann bekommt man schon mal die Gelegenheit, die zynische und ironische Darstellung seiner Krankheit zu lesen?

Ich hoffe, dass sie am Ende etwas schlauer sind und ihrem Betroffenen mit mehr Gelassenheit und Zuversicht entgegen treten können. Denn eines ist sicher: Es gibt eine Heilung!

Eines noch: Bitte verzeihen sie mir, das sich meine Ausführungen häufig in männlicher Form lesen werden. Ich möchte keine weibliche Person beleidigen oder benachteiligen. Es lässt sich einfach nur besser in sachlicher bzw. männlicher Form schreiben. Ich selbst bin weiblich, also hoffe ich auf ihr Verständnis.

1. Kapitel
„Ich habe das Buch geschrieben"

Ich bin eine glücklich verheiratete, Anfang vierziger Frau und Mutter eines inzwischen 19 - jährigen Jungen. Meine Vergangenheit war ziemlich bewegt. Häufiger Berufswechsel, Scheidung und gelegentlich am Abgrund der Existenz.

Das war aber nicht der Grund für meine Depression. Es gibt zahlreiche Gründe, warum Jemand eine Depression hat oder bekommt. Diese alle aufzuzählen, würde den Rahmen sprengen. Es sollte in diesem Buch aber auch weniger um Gründe für eine Depression gehen, als vielmehr um den Umgang mit ihr.

Meine Depression wurde vor ca. 3 Jahren diagnostiziert. Die Krankheit begleitete mich jedoch schon über 20 Jahre ohne diese, als Solche zu erkennen. Selbst nach der ärztlichen Diagnose, fiel es mir schwer, zu glauben, dass ich depressiv sei. Denn ich, die *Tolle*, *Große* und *Starke*. Die Frau, die immer voller Optimismus durch das Leben ging, soll depressiv sein? Niemals!

Und genau das war der Haken! Ich bildete mir ein, optimistisch zu sein, war es aber nicht. Alle ach so tollen Eigenschaften, wie Stärke, Mut und Durchhaltevermögen waren nur Fassade.

Im tiefsten Innern wünschte ich mir Schwäche, Geborgenheit und einmal keine Verantwortung für etwas zu tragen. Der Kampf zwischen den Beiden wurde immer Härter. Es fiel mir immer schwerer die Fassade aufrecht zu erhalten.
–das weiß ich Heute -

Immer häufiger stellte ich fest, dass ich es nicht schaffte und mir fehlte der Mut. Nachdem sich dann die tiefe Verzweiflung immer häufiger mit dem Enthusiasmus abwechselte und meine Launen schlimmer wurden, versuchte ich eine Erklärung zu finden.

Natürlich sucht ein depressiver Mensch erstmal bei sich selbst und verschlechtert damit seine Lage. „Wenn du nur hartnäckig genug bist..." oder „ Nimm dir nur etwas Zeit für dich, dann verschwindet schon alles wieder" täuschen vor, dass alles gut wird.

Erst nachdem eine enge Freundin mit mir sprach und sagte: „Du bist nicht mehr die Alte. Dein Verhalten ist mir völlig fremd und deine guten Eigenschaften sind verschwunden", wurde ich wach. Noch am selben Tag brach ich zusammen und ließ mich freiwillig in die Klinik einweisen.

Was diese Handlung betrifft, hatte ich den Vorteil, dass meine Mutter in der Aufnahme einer sehr renommierten Klinik arbeitet. Denn eines will Niemand gern: in eine geschlossene Anstalt!

Ich bemerkte jedoch schnell, dass alle Vorurteile falsch waren. Niemand rannte wie ein Verrückter um mich herum und schrie ständig. Auch stand kein Mensch unter Drogen, sodass man kein Wort mehr mit ihm reden konnte. Ganz im Gegenteil!

Mir war noch nicht bewusst, dass ich depressiv bin. Ich ging immer noch davon aus, einen Nervenzusammenbruch zu erleiden oder einfach nur völlig erschöpft zu sein. Neudeutsch nennt man das „Burn out". Ein paar Wochen Klinik und dann ist wieder alles schön, waren meine Gedanken.

Doch es kam alles ganz anders! Mir wurden erstmal Medikamente verabreicht, damit ich zur Ruhe kam. Nicht das wir uns hier missverstehen: Ich wurde nicht ruhig gestellt! Jedoch musste ich ja mal aufhören zu weinen und schlafen wäre auch nicht schlecht gewesen. Hinzu kam, dass mein Gehirn 24 Stunden auf Hochtouren lief und mal Ruhe brauchte.

Also nahm ich die mir verordneten Tabletten und harrte der Dinge, die da kamen. Wie schon gesagt, ich dachte an einen Nervenzusammenbruch, welcher lediglich ein wenig Ruhe braucht.

Schon nach ein paar Tagen stellte sich die Wirkung meiner Tabletten ein. Ich konnte mein Glück kaum fassen. Es gab tatsächlich Augenblicke, in denen ich ohne Denken existieren oder ruhig auf einer Parkbank sitzen konnte. Ich erwachte am Morgen und dachte nichts! Für einen Depressiven Menschen ist dies ein Ding der Unmöglichkeit. Denn schon beim ersten Augenaufschlag beginnt das Gehirn zu arbeiten und denkt und denkt und denkt....

Auf einmal gehörte ich zu den Menschen, welche in der Ecke saßen und aus dem Fenster starrten. Nicht, weil ich unter Drogen stand, sondern weil ich es so wollte!

Natürlich bekam ich Tabletten. Die ständigen Gedanken mussten verschwinden, damit ich zur Ruhe komme. Mein Kopf arbeitete rund um die Uhr. 24 Stunden lang. Selbst in der Nacht versuchte ich die Träume zu kontrollieren. Das geht nicht? Aber sicher!

Die Tabletten gaben mir jedoch zu keinem Zeitpunkt das Gefühl, dass ich abwesend bin oder nicht folgen kann. Selbst meine Umwelt begrüßte die Ausstrahlung der Ruhe.

Meine Traurigkeit verschwand natürlich nicht sofort, denn ein Antidepressivum benötigt schon seine Wochen, bis die Wirkung einsetzt. Jedoch die anderen Tabletten, welche meine Denkfähigkeit einschränkten, wirkten relativ schnell.

Ich genoss die Zeit in der Klinik sehr, denn hier hatte ich ausschließlich Menschen um mich, welche mich verstanden und schämen musste ich mich meiner auch nicht. Selbst der Besuch meines Mannes war mir zeitweise zuviel. Es war also eine Zeit nur für mich!

Nach einigen Tagen wurde ich dann über mein Krankheitsbild und deren Behandlungsmöglichkeiten aufgeklärt. Die Ursache ist bei jedem Menschen eine Andere, daher sollte das nicht Gegenstand des Buches sein. Aber die Diagnose veränderte mein Leben. Bis Heute habe ich nicht voll und ganz begriffen, dass ich depressiv bin. Es besteht nämlich ein Unterschied zwischen „etwas wissen" und „etwas begreifen.

Wir tun häufig Dinge, von denen wir wissen, dass sie nicht richtig sind. Trotzdem tun wir sie. Dann gibt es Dinge, die wir begriffen haben. Diese tun wir nicht mehr! Das hört sich so einfach an. Jedoch ist es ziemlich schwer, Dinge zu begreifen, von die wir wissen.

Unser Gehirn ist ein mächtiger Apparat: Erfahrungen, ob gut oder schlecht, sind hier gespeichert. All die Geschichten, Taten und das Wissen sind in diesen paar Gramm enthalten. Wenn wir also in frühster Kindheit ein schlechtes Erlebnis hatten, wird dies abgespeichert. Je nach dem, was wir für ein Umfeld oder Erziehung genießen, erfolgt die Einstufung des Ereignisses.

Reden beispielsweise unsere Eltern mit uns darüber, helfen sie, das Erlebte zu verarbeiten. Somit werden wir es nicht, als schlechtes Ereignis im Kopf behalten.

Verarbeiten wir es nicht - *aus irgendwelchen Gründen* - werden wir es wahrscheinlich auch vergessen, aber es bleibt trotzdem gespeichert.

Der Mensch mit dem so genannten „Überlebenstrieb" ausgestattet. Das bedeutet, dass wir all die schlechten Dinge nicht ständig erleben wollen oder im Vorfeld dafür sorgen, dass uns nichts Schlimmes passiert. Demnach gaukelt uns das Gehirn vor, dass wir etwas Schlechtes vergessen haben oder es lässt nicht zu, dass wir uns darin erinnern.

Der Vorteil liegt darin, dass wir nicht ständig ein schlechtes Gefühl haben. Der Nachteil ist jedoch, dass wir oft Dinge tun, welche wir nicht verstehen.

Oder besser gesagt:
Wir *wissen* vieles, *begreifen* es aber nicht!

Eigentlich will ich in diesem Kapitel von mir schreiben und erst in späteren Kapiteln ins Detail gehen, aber ich finde dieses Thema so spannend und interessant, dass häufig mit mir buchstäblich „die Pferde durchgehen". Also zurück zu diesem Kapitel:

Wenn Jemand jedoch glaubt, ein Klinikaufenthalt löst alle Probleme und man kann hinterher von vorn anfangen, der irrt gewaltig. Denn der eigentliche Kampf beginnt erst nach dem Klinikaufenthalt. Nun wusste ich, dass ich manisch depressiv bin und einen *„Burn out"* erlitten hatte. Was mache ich nun mit dieser Information?

Die Ärzte verordneten mir viel Ruhe und prophezeiten mir eine lange Genesungszeit. Lang? Was ist schon lang? In meinem Fall sind inzwischen 4 Jahre vergangen und ich hab nicht mal annähernd das Ziel vor Augen. Es geht mir gut, jedoch erleide ich immer wieder mal Schiffbruch und begreife dann schmerzlich, dass es noch lange nicht soweit ist.

Ich habe das Glück, eine zauberhafte und verständnisvolle Umwelt zu haben, welche mich in jeder Situation unterstützt. Natürlich zogen sich auch Menschen zurück, welche mit mir und der Krankheit nicht umgehen konnten. Das jedoch gehört dazu, glaube ich.

In der ganzen Zeit wünschte ich mir, dass meine Umwelt auch einen Ansprechpartner hätte, mit denen sie sich austauschen könnten und eventuell fachliche Unterstützung erhalten.

Anderseits freue ich mich, dass ich so ein *pflichtbewusster* Mensch bin und mich in der Verantwortung sehe, meinen Angehörigen zu helfen. Denn genau das hat mir geholfen! Diese Ehrlichkeit über mein Denken, meine verkorkste Lebensweise und meine Schwächen sorgten dafür, dass ich mich selbst besser verstehen lerne und somit auch die Krankheit besser verstehe. Deshalb schrieb ich dieses Buch!

Doch eines weiß ich Heute genau:
Es ist nicht schwer in die Klinik zu gehen.
Es ist jedoch *sehr* schwer, auch draußen zu bleiben!

2. Kapitel
„Ein Laie versucht die Depression zu erklären"

Gerade ging durch die Medien, dass die Zahl der psychischen Erkrankungen, um 80 % zunahm. Diese Art von Krankheit ist ziemlich tückisch, denn sie schleicht sich langsam in unser Leben ohne dass wir sie bemerken.

Anfangs wird sie abgetan, indem wir die Symptome als Charaktereigenschaften oder vorübergehende schlechte Laune abtun. Körperliche Beschwerden werden mit Medikamente unterdrückt. Und dass alles nur, weil wir uns als letztes mit dem Gedanken einer psychischen Erkrankung befassen.

Auch noch Heute gilt eine psychische Erkrankung, als nicht gesellschaftsfähig. Die Menschen können mit unkontrollierbaren Ereignissen nicht viel anfangen. Sie haben Angst und distanzieren sich. Hinzu kommt, dass ein Großteil der Bevölkerung der Meinung ist, niemals psychisch zu erkranken.

Seit ich weiß, dass ich krank bin, sehe ich meine Umwelt mit anderen Augen. Auf einmal bemerke ich, dass es viele Menschen gibt, die ein psychisches Leiden haben. Und alle Personen zeigen dieselben Symptome: Sie fühlen sich minderwertig und nicht genug anerkannt. Ob es Berichte zufolge, der Arbeitsdruck ist oder die Familie einen völlig auslaugt.

Angeblich wollen wir immer mehr als einhundert Prozent geben. Demnach übernehmen wir uns und werden krank. Doch die Frage ist doch: Warum wollen wir immer mehr als hundert Prozent geben? Ich glaube nicht, dass es immer an den Anderen liegt. Beispielsweise an den Arbeitgebern.

Vielmehr haben wir, also die Gesellschaft, uns zu dem gemacht, was wir Heute sind: Ein unzufriedener und nie ruhender Mensch!

Aus der Tatsache heraus, dass viele Menschen kaum oder kein Selbstbewusstsein entwickelt haben, versuchen sie es durch überdurchschnittliche Leistungen zu kompensieren. Ruhe und Ausgleich nehmen nur noch eine Nebenrolle in unserem Leben ein. Jeder setzt sich selbst unter Druck.

Wenn ich viel arbeite und Überdurchschnittliches schaffe, heißt dies nicht, dass ich mehr Selbstbewusstsein bekomme. Vielmehr schüre ich meine fehlende Anerkennung zu mir selbst. Das ist auch ein Phänomen, welches ich bei psychischen Erkrankungen häufig bemerkt habe.

Ein Beispiel:
Entwickelt eine kranke Person über Jahre einen Zwang, welcher immer dann auftaucht, wenn sie in männlicher Gesellschaft ist, wird sich der Kranke immer so verhalten, dass er in männlicher Gesellschaft ist. Kenne ich meine Grenzen nicht und leide unter dem Druck der vielen Arbeiten, werde ich immer „hier" schreien, wenn es um die Arbeitsverteilung geht.

Das hört sich ein wenig paradox an, ist aber für einen psychisch Kranken völlig normal. Ein Alkoholiker verspürt auch ewig den psychischen Drang nach Alkohol, obwohl er weiß, dass es schädlich für ihn ist. Dasselbe gilt für Raucher. Der Kopf geht manchmal komische Wege.

Psychische Erkrankungen sind nicht mit körperlichen Erkrankungen zu vergleichen. Wenn ich ein Magengeschwür habe, sorge ich dafür, dass ich mich gesund ernähre. Bei einer Darmverstopfung nehme ich einfach ein Abführmittel. So einfach ist es bei einer psychischen Erkrankung leider nicht.

Denn der Auslöser oder der Nährboden für die Erkrankung begegnet uns jeden Tag aufs Neue. Hinzu kommen die über Jahre hinweg antrainierten Verhaltensweisen, die im Unterbewusstsein vorhanden sind und nicht so einfach auszustellen sind.

Schon ein Baby entwickelt Verhaltensweisen, welche im Gehirn Nervenbahnen bilden. Je nach Umfeld, bilden sich diese Nervenbahnen anders.
Beispiel: Bekommt ein Kind mehrmals eine Rüge, weil es weint, wird es zukünftig darauf achten nicht mehr zu weinen. Denn im Kopf wird die Information „wenn ich weine, dann bekomme ich Ärger" abgespeichert.

Wenn dem Kind also zum Weinen ist, wird es alles unternehmen, um nicht zu Weinen. Diese Verhaltensweise wird auf einer Nervenbahn gespeichert. Werden wir nun älter, verschwindet diese Nervenbahn nicht einfach. Auch im Erwachsenenalter werden wir nicht Weinen!

Jetzt könnte diese Person psychisch krank werden. In der Therapie sind Gefühle jedoch sehr wichtig, denn sie bringen uns zum Kern des Problems. Auf einmal muss diese Person wieder Weinen, um gesund zu werden. Es gibt aber keine Nervenbahn im Gehirn, die dieses Verhalten erlaubt.

Der Kranke selbst sieht überhaupt kein Problem, denn es ist für ihn normal. Auch ist es ihm nicht möglich, sich anders zu verhalten, denn die Informationen im Kopf bestimmen sein Verhalten. Hier greift die Therapie! In kleinen Schritten werden andere Nervenbahnen gebildet und helfen uns zu genesen.

Es dauert sehr lange bis dieses Vorhaben gelingt, denn in vielen Sitzungen lernt der Kranke, dass Weinen nicht immer zu einer Rüge führt und durchaus positiv sein kann.

Doch der Weg ist lang, denn unser Leben hat tausende Nervenbahnen gebildet, welche sortiert, analysiert und geändert werden müssen.

Jetzt können sie sich vorstellen, wie schwer es einem psychisch kranken Menschen fällt sich zu verändern. Jeden Tag ist ihm Bewusst, dass er wissentlich das Falsche macht und kann doch nicht anders.

Ein trockener Alkoholiker ist für die Umwelt einfacher zu verstehen, entgegen zum psychisch kranken Menschen. Denn Alkohol ist gegenwärtig und jeder kennt ihn. Für einen psychisch Kranken heißt es erstmal – *bildlich gesehen*- den Alkohol zu sehen, um ihm aus dem Weg gehen zu können.

Depression wird häufig abgetan, weil in ihr keine Logik zu erkennen ist. Haben wir Nackenschmerzen, ist die schlechte Haltung am Schreibtisch schuld. Übelkeit und Schwindel werden auf die mangelnde Nahrungsaufnahme zurückgeführt. Denn diese Erklärungen erscheinen uns logisch.

Wenn sie jedoch irgendwann beim Arzt sitzen und dieser ihnen mitteilt, dass sie kerngesund sind und ihre Symptome nicht auf ein körperliches Leiden zurück zu führen sind, werden sie anfangen müssen unlogisch zu denken.

Auf einmal wird ihnen bewusst werden, wie viel Kraft und Macht ihr Gehirn hat. Sie werden feststellen, dass ihr Gehirn kein Computer ist, wie allgemein behauptet. Denn ein Computer ist logisch. Ein Gehirn ist nicht mit Logik zu erklären.

Demnach können gesunde Menschen das unlogische Verhalten eines Depressiven nicht einordnen und distanzieren sich. Diese Verhaltensweise ist völlig normal. Denn der Mensch reagiert häufig auf Dinge, die er weder einordnen kann noch kennt, sehr misstrauisch, ängstlich und manchmal ablehnend.

Nehmen wir mal die Erscheinung von Geistern. Es gibt Menschen, die glauben an ein Leben nach dem Tod und daher an Geister. Dann wiederum gibt es Leute, die diese Geschichten, als Einbildung abtun.

Es werden angeblich *logische* Anmerkungen gemacht, um die Geschichten unglaubwürdig erscheinen zu lassen. Jedoch ergibt sich Logik aus unseren Erfahrungen und Wissen. Uns wird beigebracht, dass ein Messer nicht in Beton geht oder Gegenstände sich nicht ohne Einwirkung physischer Kräfte bewegen. Dieses Wissen darum lässt uns an derartigen Geschichten zweifeln.

Genau so verhält es sich mit psychischen Erkrankungen. Wenn Jemand nicht mehr anständig seiner Körperhygiene nachkommt, ist er bestimmt ein unsauberer Mensch. Oder ein Mensch, der den ganzen Tag auf der Coach liegt und nichts tut, ist doch bestimmt faul.

Wir verwechseln also Logik mit Erfahrung und Wissen. *– ich rede hier nicht von mathematischer Logik -*

Denn ich sage, dass es doch logisch ist, wenn sich eine depressive Person auf die Coach legt und nichts tut. Sie fühlt sich nämlich wertlos und ungeliebt. Demnach sucht diese Person keinen Kontakt zu anderen Menschen. Sie schottet sich ab.

Diese Art der Logik ergibt sich aus dem Wissen und Erfahrung zu dem Thema Depression.

Wenn die breite Gesellschaft mehr über die Depression oder anderen geistlichen Erkrankungen wüsste, wären das Verständnis und auch das Entgegenkommen größer.

Viele vereinen Traurigkeit und Depression miteinander. Tatsächlich ist ein depressiver Mensch ständig traurig. Traurig über den Partner, über den Job oder traurig über seine Freunde. Dabei spielt es keine Rolle, ob der Partner ihm den Himmel auf Erden bereitet, denn der Zustand der Traurigkeit ist immer da, egal was gerade passiert.

Auch fühlt sich eine erkrankte Person ungeliebt, missverstanden und häufig unnütz auf dieser Welt. Doch die Traurigkeit muss nicht immer offensichtlich sein. Manchmal wird sie versteckt und nur durch das genaue Zuhören von anderen Menschen wahrgenommen.

Bei meinem Klinikaufenthalt wurde mir eine ganz einfache Definition von Depression präsentiert: „Sie denken alles ist schlecht? Die ganze Welt hat sich gegen sie verschworen? Sie sehen der Zukunft negativ entgegen? Denken sie tatsächlich so? Gut, dann sind sie depressiv! Denn sie müssen negativ denken, um depressiv zu sein. Würden sie positiv denken, wären sie nicht depressiv!"

Klingt erstmal ziemlich komisch und doch einfach. Dennoch merkt man, als Betroffener, ziemlich schnell, dass man wirklich nur negativ denkt und alles schwarzsieht, wenn es einem erklärt und vorgehalten wird.

Ehrlich gesagt, begriff ich an dieser Stelle, dass nicht die Anderen gegen mich sind und ständig an mir rumnörgeln, sondern *ich* die Schuld bei den Anderen gesucht habe.

Eine Depression ist sogar auf dem Röntgenbild zu erkennen. Was genau man sieht, kann ich nicht sagen, aber die Ärzte wissen genau, dass man an einer Depression leidet. Ein kurzzeitiges Tief des Kopfes wäre demnach sofort zu entlarven.

Tatsächlich hatte ich in der Klinik eine Patientin, welche glaubte depressiv zu sein. Sie wurde auch noch meine Bettnachbarin. Die behandelten Ärzte fanden ziemlich schnell heraus, dass diese Frau keine Depression hatte, dafür jedoch unter einen enormen Aufmerksamkeitsdrang litt. Was ja in gewisser Weise auch eine geistige Krankheit darstellt.

Viele Menschen glauben, dass ihr Leben schlecht verläuft, der Partner einen nicht mehr liebt oder die Arbeitskollegen es auf einen abgesehen haben. Man verkriecht sich in die eigenen vier Wände und leidet vor sich hin.

Der wesentliche Unterschied von einem Gesunden zu einem depressiven Menschen besteht darin, dass dieser Zustand vorbei geht! Bei einem Kranken bleibt dieser Zustand auf Dauer! Unkontrollierbar.

Tag ein und Tag aus, bin ich traurig und verbittert. Das Leben ist öde und keiner mag mich. Alles was ich anfange, kann ich nicht zu Ende führen. In jedem Satz, welchen ich von mir gebe, schwingt immer eine negative Stimmung mit.

Beispiele: „ Der Film war ganz schön, aber die Hauptdarstellerin hätte man besser schminken sollen!", „Ich mag meine Schwester, aber....", „Du meinst wirklich, dass ich gut kochen kann?" oder „Vielleicht hätte ich mich doch anders verhalten sollen".

Der Umwelt ist es schier unmöglich einem depressiven Menschen etwas recht zu machen. Denn das Gehirn braucht die negativen Handlungen, Worte oder Geschehnisse. Sobald etwas gut läuft, konnte ich beobachten, wie ich diese Situation ins Negative drehen wollte und auch konnte.

Mit positiven Ereignissen konnte ich nicht umgehen. Denn im tiefsten Inneren, bin ich doch ein schlechter

Mensch und habe es nicht verdient, dass mir etwas Gutes passiert. Gegen diese Art des Denkens konnte ich nichts, aber auch gar nichts unternehmen.

Das komische dabei, der Betroffene selbst merkt gar nicht, dass er negativ eingestellt ist. Er selbst denkt, dass die Anderen es auf ihn abgesehen haben und tatsächlich stellen sich die Ereignisse oder das gesagte Wort für einen Depressiven anders dar.

Beispiel: Ich habe etwas Tolles gekocht, um meinen Mann etwas Gutes zu tun - *Glaube ich zumindest* – Er kommt also Nachhause und ich bin voller Freude darüber, ihn eine Überraschung zu bereiten. Natürlich erwarte ich dann auch von ihm, dass er dass anerkennt und bemerkt.

- Wahrscheinlich hat er sich schon im Eingangsbereich gefragt, warum die Alte Heute so gut drauf ist und wurde skeptisch –

Doch, wie an jeden Abend, wenn ich ihm das Essen brachte, nahm er es ohne jegliche Bemerkung zu sich. Ich fragte nach, ob es ihm denn mundet und er antwortete mit einer gewissen Langeweile in seiner Stimme: „ Schatz, es schmeckt mir doch immer, wenn Du kochst!".

Das war's! Mein Kopf hat die Situation so geregelt, dass nun endlich das subjektiv Negative eingetreten ist. Für mich steht folgendes fest: Ich habe mir solch eine Mühe gegeben und mein Mann würdigt dass überhaupt nicht. Ist es denn zuviel verlangt, ein Lob zu bekommen und das gebürtig zu beachten?!

Aus dem anfänglichen enttäuscht sein entwickelt sich ein riesiges Ereignis, was für den Angehörigen zur Hölle wird. Die Diskussion nimmt seinen Lauf und wird zur Grundsatzdiskussion, welche die ganze Beziehung in Frage stellt. Ich gebe Sätze von mir, wie: „Du liebst mich nicht mehr", „Denkst du irgendwann mal an mich?", „Du bist ein Egoist!" oder „Warum bist du überhaupt noch mit mir zusammen, wenn du nicht mal mehr bemerkst, dass ich mir Mühe gebe?" Kommen ihnen diese Sätze bekannt vor? Bestimmt!

Was genau im Kopf vorgeht, werde ich später noch genau erklären. An dieser Stelle wollte ich erstmal Einblick in die Depression geben. Denn Depression ist nicht gleich Depression! Jeder depressive Mensch durchläuft verschiedene Phasen, Ungefähr wie eine Linie im Diagramm. Mal hoch, mal runter. Am Anfang sind die Abstände, zwischen hoch und runter noch groß. Langsam verringern sich jedoch die Abstände und das Verhalten erscheint skurril.

Irgendwann steht der Angehörige vor dem Betroffenen und denkt sich: „Ist Heute ein guter oder schlechter Tag?" Diese Art des Denkens bzw. Handelns des Angehörigen ist normal und entwickelt sich über einen gewissen Zeitraum.

Lebt man mit einem depressiven Menschen über Jahre zusammen, entsteht das so genannte Co-Verhalten beim Angehörigen: Um Ärger oder Diskussionen aus dem Weg zu gehen, werden Situationen runtergespielt und dem Depressiven einfach gewährt. In ganz schlimmen Fällen, wissen die Angehörigen schon im Vorfeld, dass gleich wieder Dieses oder Jenes passieren wird.

Dieses passive Verhalten verschlimmert eher die Krankheit, als es nutzt. Denn es gibt immer eine Steigerung und das Verhalten des Betroffenen wird sich ständig seinem Gegenüber anpassen.

Ist eine Situation ausgestanden braucht der Kranke in der Regel wieder eine Bestätigung für sein Tun oder Gesagtes.

Da nun die Umwelt eher Harmonie möchte und jeglicher Konfrontation aus dem Weg geht, stimmt sie dem Depressiven einfach zu und überlässt ihm das Reden oder Denken.

Mit fatalen Folgen! Denn ein Depressiver handelt oder redet erstmal negativ. Das ist genau *Das*, was ihm seine Krankheit befiehlt. Danach benötigt er, wie jeder Andere auch, eine Bestätigung oder Lob.

Das es sich hierbei um völlig überspitzte negative Äußerungen oder Handlungen handelt, kann der kranke Mensch nicht einschätzen und es ist ihm wirklich nicht bewusst. Er möchte also für etwas, was in allen anderen Augen überflüssig ist, eine Bestätigung haben.

Wenn man das so liest, klingt das doch schon ganz schön blöd? Glauben sie mir, wenn ich mir über mein Handeln bewusst gewesen wäre, hätte ich es nicht getan! Es war mir aber nicht bewusst.

Viele Depressionen bleiben unerkannt, weil sie einfach nicht als solche erkannt werden. Meistens wirken kranke Menschen sehr selbstbewusst und ziemlich hartnäckig. Aus genau diesem Grunde glaubt man eher an einen Dickkopf, als einen kranken Menschen. Erst nach Jahren entwickelt sich die Krankheit zum Lebensmittelpunkt und plötzlich stehen alle da und wundern sich, wie das denn sein konnte.

Der ach so geliebte Mensch hat sich erheblich verändert und handelt völlig entgegen jeder Vernunft. Er wird unzuverlässig, hat erheblich charakteristische Veränderungen und entbehrt sich jedem Kontakt. Dann ist es höchste Zeit, etwas zu unternehmen.

Je nach Krankheitsbild äußern sich Depressionen unterschiedlich. Ebenso unterscheidet man die Krankheit noch, in beispielsweise *manische* Depressionen.

Ich gehöre zu den manisch depressiven Menschen. Das bedeutet, ich tue etwas mit voller Energie und Aufopferung ohne dabei an meine Umwelt und geschweige an mich selbst zu denken. Manch einer schminkt sich extrem, ein Anderer treibt Sport bis zum umfallen. Ich übte meine Arbeit extrem aus. All meine Energie und Kraft steckte ich in die Bestätigung meiner Arbeit. Dabei spielte es keine Rolle, ob ich eine Führungsposition hatte oder nur den Boden gewischt habe.

Es gibt natürlich auch ganz ruhige und zurück gezogene Menschen, welche depressiv werden. Hier ist für seine Umwelt erschwert, auf Anzeichen einer Depression zu reagieren. Denn diese Menschen ziehen sich eher zurück, als das sie sich in irgendeiner Weise darstellen wollen.

Jedoch leiden auch diese Patienten unter Schlaflosigkeit, ständiges grübeln oder dem Zwang alles zu dramatisieren. Ebenso werden fehlende Entschlusskraft, ständiger Meinungswechsel, Konzentrationsschwierigkeiten und fehlende Objektivität (es gibt nur Schwarz oder Weiß) beobachtet.

Viele Symptome bemerkte ich erst, nachdem ich in der Klinik war und einige Zeit verging. Denn die anfängliche Euphorie verschwindet, wenn man bemerkt, dass der Rückfall nahe ist.

Ich begann wieder schneller zu reden und wechselte schnell das Thema. Dieses Verhalten wies auf ein unkontrolliertes und ständiges Denken hin. Das Denken kostete wiederum Energie, so bekam ich recht schnell Sehstörungen, die Konzentration lies nach und ich vergaß wieder viele Dinge.

Der Umstand der Sehstörungen machte das Autofahren nicht gerade besser. Es wurde immer anstrengender zu fahren. Manchmal hatte ich sogar einen Tunnelblick oder sah schon den Baum in meiner Frontscheibe.

Ebenso nahm ich vieles nur noch wie in Trance war, also nicht bewusst. Dieser Zustand ist kaum zu erklären. Ich glaube aber, dass Betroffene genau wissen, wovon ich rede.

Ich muss an dieser Stelle betonen, dass ich zu diesem Zeitpunkt seit über zwei Jahren keine Medikamente mehr genommen habe. Demnach sind all diese Störungen auf meinen Kopf zurück zu führen.

Abends brauchte ich täglich länger, um in den Schlaf zu kommen, weil mein Kopf einfach keine Ruhe gab. Die Rücken- oder Nackenschmerzen wurden auch unerträglich. Von den anderen Faktoren, welche den Umgang mit meiner Umwelt betraf, ganz zu schweigen.

Ich möchte jetzt noch ein Symptom ansprechen, von dem wahrscheinlich nicht jeder erzählen würde. Der fehlenden Lust nach Sex und Nähe.

Je schlechter ich mich fühlte, je weniger Sex und Nähe gab es in unserer Ehe. Um diese Vorgehensweise zu erklären, muss ich nochmal auf das Eingangs Gesagte zurückkommen: Ich fühle mich schlecht und bin negativ eingestellt. Entsprechend sehe ich nicht gut aus und bin nicht attraktiv.

Und, um den Umstand der „negativen Attraktivität" zu verstärken, tat ich alles, damit ich auch nicht sexy oder anziehend wirkte. Ich zog mich nicht vor meinem Mann aus oder bekleidete mich nachts mit langen, ausgeleierten Hemden. Manchmal aß ich sogar Knoblauch, damit ich ihn nicht küssen konnte.

Natürlich nahm ich nicht bewusst Knoblauch zu mir, mit dem Hintergedanken, dann nicht küssen zu müssen. Vielmehr aß ich ihn einfach, um dann am Abend zu sagen: „na toll, da hast du wieder nicht mitgedacht und hast jetzt den Abend versaut". Ich tat also etwas, was ich mir selbst hinter her vorwarf oder kritisierte. Ein anderes Wort dafür wäre „Masochismus".

Sie merken schon, dass diese Verhaltensweise ziemlich verkorkst ist. Ich tat etwas, um mich hinterher dafür fertig zu machen. Tatsächlich nimmt die Lust am anderen Menschen rapide ab. Warum? Ich kann es ihnen nicht sagen, aber es ist so.

Wenn mich mein Mann in den Arm nehmen wollte, befürchtete ich immer Sex, also ließ ich auch das nicht mehr zu. Es entwickelte sich richtige Angst davor, was wiederum zu kontrollierten Abwehrmechanismen führte.

Ich glaube aber, dass dieser Umstand für eine psychisch kranke Person völlig normal ist. Denn es rundet nur das Bild von einem selbst zerstörerischen, schlechten und einfallslosen Menschen ab. Und genau das ist es, was eine depressive Person von sich hält.

Einzelne Faktoren treffen auf Jeden zu. Kommen jedoch alle zusammen, sollte ein Arzt aufgesucht werden.

Ein wesentlicher Bestandteil im Leben eines Depressiven ist die Kontrolle! Ich wollte alles, aber auch wirklich alles kontrollieren. Ich verfiel dem Wahn, dass nur ich die Welt retten könnte. Nichts und Niemand kann etwas besser, als ich, denn ich bin „Gott"!
- *übertrieben dargestellt* -

In den Urlaub fahren ohne meine Familie? Niemals! Wie sollen die denn überleben. Ich kann doch dann nicht kochen, waschen oder organisieren. Meine Familie ist doch nicht in der Lage sich selbst zu verköstigen oder saubere Sachen anzuziehen. Und ganz zu schweigen von der Unordnung im Haus.

Mit einer Freundin sich amüsieren? Niemals!

Denn dann möchte es vielleicht mein Mann auch und lernt dann eine neue Frau kennen, die besser, als ich ist. Das geht nun wirklich nicht!

Wahrscheinlich müssen Sie lachen und ehrlich gesagt, wenn es mir nicht passiert wäre, würde ich auch lachen.

Doch komisch ist es für den Betroffenen und auch für die Angehörigen nicht. Die ständigen Kontrollen, ob alles richtig läuft. Die Eifersuchtsszenen und Kontrollzwänge können eine Beziehung zerstören.

Noch einmal zusammen gefasst: Eine Depression veranlasst dem kranken Menschen sich negativ zu verhalten oder negativ zu denken. Um das auch zu gewährleisten, versucht der Jenige über alles die Kontrolle zu haben.

Meist werden die nahsten Angehörigen auch mit Arbeit zugedeckt, um sie zu kontrollieren und wieder etwas Negatives zu sehen.

Der Hintergrund ist, wie schon erwähnt, die negative Einstellung zu sich selbst. Beispiele:

Wenn ich das nicht gut mache, dann liebt mich mein Mann nicht mehr.

Es gibt hübschere und bessere Frauen, als mich, daher darf mein Mann nicht weg gehen.

Ich bin keine gute Mutter gewesen, daher bin ich ständig bei meinem Kind, um aufzupassen.

Der negative Gedanke führt zur Kontrolle. Die Kontrolle zur eingebildeten Macht. Die Einbildung zur Überheblichkeit. Die Überheblichkeit zu Problemen. Die Probleme wiederum zum negativen Gedanken.

Das menschliche Gehirn benötigt jedoch auch Lob und Anerkennung. Je schlimmer die Krankheit, je stärker das negative Denken und je stärker der Wunsch nach Anerkennung. Das führt häufig zu unorthodoxen Verhalten.

Der Wunsch auf ständige Anerkennung und Themenwechsel in einem Gespräch sind an der Tagesordnung. Wie im Einzelnen das aussieht, werden sie in den folgenden Kapiteln erfahren. Ich werde sorgsam, in Zusammenarbeit mit meinem Mann und meiner Umwelt, Situationen und Erfahrungen schildern, welche einen Einblick in die Psyche eines depressiven Menschen geben.

Eines noch: Entgegen vieler Meinungen erkranken nicht nur im berufstätige Menschen an Depression. Auch Hausfrauen, Sozialhilfeempfänger und Kinder bekommen Depressionen.

Meine ganz eigene Theorie:
Eine Depression ist die Gegenreaktion des Gehirnes auf Dinge, die wir eigentlich nicht oder unterdrücken wollen. Wir handeln entgegen unseres Naturells. Erlebnisse oder Gefühle wollen an die Oberfläche. Unser Gehirn lässt dies jedoch nicht zu und das führt zu einer psychischen Erkrankung.

Es wird immer schwerer, sich selbst zu verwirklichen. Die Gesellschaft lässt Außenseiter immer weniger zu. Entsprechend sind wir Menschen gezwungen uns anzupassen. Enttäuschungen, ein schlechtes Elternhaus oder schlimme Erfahrungen lassen uns zu Puppen der Gesellschaft werden.

Kein Mensch leidet freiwillig. Daher entwickelt ein Jeder bestimmte Verhaltensmuster, um nichts zu erleben, welches der Seele weh tut.

Wird einem Kind ständig gesagt, dass es falsch ist, was es tut, wird es alles unternehmen, um dieser Schmach zu entgehen. Meistens wird es immer darauf bedacht sein, alles richtig zu machen ohne dabei auf sich zu achten. Es spielt dabei keine Rolle, was es selbst will, als vielmehr die Tatsache den Anderen Recht zu machen.

Habe ich einen alkoholkranken und aggressiven Menschen Zuhause, bin ich bemüht jedem Streit aus dem Weg zu gehen. Jedoch wird mich dieses Verhalten über Jahre krank machen, denn ich habe Gefühle und Meinungen, welche ich auch leben möchte. Die ständige Unterdrückung führt eventuell zu einer Depression, da ich mein eigenes ICH nicht gewähren lasse und Trauer, Wut und Aggressivität unterdrücke.

Ich mache mich also abhängig und bin nicht in der Lage Verantwortung zu tragen. Über die Jahre hinweg werde ich kein Selbstvertrauen mehr haben und mich unnütz fühlen.

Ein Kind hat es in dieser Situation noch schlimmer, denn es hat keine Wahl und befindet sich von Anfang an in einer Abhängigkeit. Das Gefühl der Hilflosigkeit und des Ausgeliefert sein, lässt ganz eigene Mechanismen entwickeln. Schnell bemerkt ein Kind in der Pubertät, dass es Gefühle hat, welche ihm nicht gefallen. Entsprechend reagiert es mit Aggressivität und Ablehnung. Diese Art des Schutzes entwickelte sich über Jahre und kann nur schwer wieder abgestellt werden.

Was ich eigentlich erklären will, ist die Tatsache, dass ein psychisch kranker Mensch nicht psychisch krank zu Welt kommt! Einer Person wird die Möglichkeit genommen, sich selbst zu entwickeln. Entweder, weil sie nicht anders kann – wie ein Kind beispielsweise – oder weil sie es will – zum Wohle des Jobs –

Irgendwann nun will das Gehirn nicht mehr und wehrt sich gegen diese Vorgehensweise. Je nach schwere des Erlebten oder der Erfahrungen werden die psychischen Erkrankungen milder oder schlimmer ausfallen.

Ich vergleiche das immer gern mit einer großen Wasserblase. Diese Blase ist voll mit Gefühlen, Wünschen und Träumen, welche sich über die Jahre angesammelt haben. Sie wächst und wächst in unserem Kopf heran und nimmt immer mehr Platz ein – zu erkennen an krankheitstypischen Merkmalen -

Es kommt der Tag, dann wird diese Blase platzen und mich komplett mit meinen Gefühlen, Träumen und Erlebten überschwemmen. Ich bin so überwältigt, dass ich nicht mehr in der Lage bin, meinen Alltag zu bestreiten.

Ich weine und ziehe mich zurück! Aber nicht, weil ich traurig über die Krankheit bin, sondern endlich meine Gefühle erleben darf! Die Jahre der Unterdrückung sind vorbei und ich lerne mit den Gefühlen umzugehen und sie als meine wahren Gedanken zu erkennen.

Doch unsere Nervenbahnen sagen, dass es falsch ist. Daher fühlen sich psychisch kranke Menschen schlecht und finden sich nicht zurecht.

Es ist schon ein Unterschied, ob ich *einen* Geburtstag erlebe oder gleich *40* auf einmal. Oder nur *einmal* enttäuscht werde oder gleich *100* Mal! Mit dem Platzen der Blase ist alles auf einmal dar und möchte bearbeitet werden. Das braucht Zeit und Verständnis. Von dem Angehörigen und dem Betroffenen selbst!

3. Kapitel
„Der große Irrtum"

Fragt man eine Person nach den typischen Symptomen einer Depression, kommt in der Regel immer dieselbe Antwort: Traurigkeit, ständig am weinen, launisch oder betrübt.

Das mag alles richtig sein, doch habe ich keinen Depressiven gefunden, welcher diese Symptome vor einem Zusammenbruch empfand. Ich muss sie leider enttäuschen! Denn anders herum wird ein Schuh draus!

Ich beginne am Anfang: Depressiv zu sein, bedeutet nicht immer zwangsläufig auch sofort einen Zusammenbruch zu erleiden. Etwa vergleichbar mit einem HIV-Infizierten. Denn den Virus in sich zu tragen, heißt noch lange nicht, dass ich an AIDS erkranke.

Der einigste Unterschied: Der Zusammenbruch kommt in jedem Fall bei einem Depressiven! Dann kommen auch die eben beschriebenen Symptome. Aber vorher muss man schon ganz genau hinsehen, um die Signale zu erkennen.

Denn eine Depression entwickelt sich langsam. Manchmal dauert es Jahre, wenn nicht Jahrzehnte, bis diese diagnostiziert wird. Jeder Mensch denkt, dass eine Depression erst mit erscheinen der Symptome da ist. Das ist auch richtig, medizinisch gesehen. Denn die Symptome sind immer da gewesen. Sie wurden nur nicht beachtet oder gesehen.

In den Köpfen der Menschen steckt noch immer ein kleines verängstigtes Kind, was nach Hilfe schreit, wenn sie an depressive Menschen denken. Aber dem ist nicht von Anfang so.

Nach außen stehen diese Personen mit beiden Beinen im Leben und leisten schier unmögliches. Ihr übertriebener Ehrgeiz und Wissensdurst überwältigt alle.

Ich hatte vor einigen Tagen ein Gespräch mit der Chefin meines Sohnes. Meine Vermutung, dass mein Sohn ebenfalls depressiv ist, bestätigt sich nämlich immer mehr.

Immer wieder hatte er Glück. Schaffte gerade so seine Versetzung oder den Abschluss. Auch eine Ausbildungsstelle fand er mit seinem schlechten Zeugnis auf Anhieb. Trotzdem provozierte er stets ein Versagen.

Wenn er ein Lob bekam, sorgte er am nächsten Tag dafür, dass es zu Unrecht war. An anderen Tagen weinte er und wusste um sein Verhalten. Doch innerhalb von Minuten schlug diese Erkenntnis in negatives Denken um. Auf einmal war er wieder das Opfer und die Anderen Schuld an seinem Versagen.

Mir wurde bewusst, dass meine Krankheit auch seine Kindheit geprägt hat. Schuldgefühle meinerseits machen es mir nicht gerade einfach in Erziehungsfragen. Doch inzwischen bin ich darauf gekommen, dass ich mit Mitgefühl und ständigen Selbstzweifel keine Hilfe bin. Ich bot ihm also an, einen Arzt aufzusuchen und sich helfen zu lassen.

Ebenso unterstützte ich sein Verhalten nicht mehr und zog Konsequenzen. Denn für mich stand fest: Je schneller er fällt, je früher kann er von vorn beginnen. Lasse ich ihn jedoch weiter gewähren, werden sich weitere Nervenbahnen bilden und es wird immer schwerer werden zu helfen.

Ein Gespräch mit ihm gab mir dann die Sicherheit. Mein Sohn gestand ein, Probleme zu haben. Auf einmal lächelte er und murmelte: „ich möchte aber nicht, dass du Recht hast".

Da war mir klar, dass ich irgendwann mal was gesagt oder getan haben muss, was ihn geprägt hat. Seit dieser Zeit versucht er alles, um es mir nicht Recht zu machen und trägt einen Wettkampf mit mir aus. Solange er nicht weiß, was es war, wird er immer so weiter handeln und sich sein Leben verbauen.

Doch, in Therapie möchte er nicht gehen. Denn er ist der Ansicht: „ich sehe weder einen Vorteil, noch einen Nachteil darin. Entsprechend kann ich nicht zum Arzt." Wissen sie was? Er hat Recht! Denn ich hatte einen Zusammenbruch und meine Umwelt steckte mir klare Grenzen auf. Mein Sohn machte diese Erfahrungen noch nicht! Er weiß zwar um sein Verhalten, begreift es aber noch nicht.

Also, werde ich ihn jetzt sich selbst überlassen und zeigen, dass er allein nicht zu Recht kommen wird. Ich redete mit ihm darüber und stellte ihm meine Ansicht dar. Er stimmte meinem Verhalten zu und glaubt selbst, dass er begreifen muss, um zu Verstehen. Aber, wie wir ja schon wissen, kann der Prozess des Begreifens sehr lang und schmerzlich sein.

Natürlich bin ich für ihn da, sobald er begriffen hat. Denn dann braucht er jede Hilfe, die er bekommen kann. Aber jetzt kann ich ihm nicht helfen. Nur er selbst kann begreifen.

Zurück zur Chefin meines Sohnes: Sie bestätigte mir, dass er nach jedem Lob wieder alles falsch macht. Auch arbeitet er unbeständig und unkonzentriert. Fühlt sich oft schlecht behandelt und verscherzte es sich schon mit den Kollegen.

Sie selbst könnte keine Depression feststellen. Doch, nachdem ich ihr die Symptome schilderte, stutzte auch sie und gab mir Recht.

Dieses Ereignis war Anlass dieses Kapitel zu schreiben. Hören sie genau zu, was Freunde, Bekannte oder die Angehörigen sagen. Vielleicht ist ihnen bisher ja entgangen, dass diese Person negativ eingestellt ist. Aufgefallen ist ihnen aber, dass dieser Mensch sich ständig alles versaut und nichts auf die Reihe bekommt. Hinterfragen sie doch mal und hören sie genau hin.

Denn Traurigkeit und fehlendes Selbstvertrauen stehen keinem auf die Stirn geschrieben.

4. Kapitel
„Warum wirken depressive Menschen so optimistisch?"

Vielleicht ist es ihnen ja auch schon so gegangen: Ein guter Freund oder Arbeitskollege wurde urplötzlich in die Klinik eingewiesen, weil er einen Nervenzusammenbruch erlitt. Niemand konnte ahnen, dass es so schlimm um die Person steht, da sie stets fröhlich, nett und voller Energie zu sein schien.

Schnell wird im Bekanntenkreis und Kollegium darüber diskutiert, woran es gelegen haben könnte. Da kommen dann Dinge wie: „sie stand ja auch ständig unter Strom und wollte immer noch mehr", „kein Wunder, denn so wie er sich in die Arbeit rein gekniet hat" oder „seine Frau hatte ihn erst letzten Monat verlassen, wahrscheinlich ist das alles ein wenig viel für ihn gewesen".

Es gibt durchaus Zeiten im Leben eines Menschen, da befindet er sich in einer depressiven Phase. Diese jedoch hat mit einer eigentlichen Depression nicht viel gemein. Obwohl die Zeichen dafür fast identisch mit der eigentlichen Depression sind. Die Person zieht sich zurück und ist ständig traurig. Nimmt kaum noch am öffentlichen Leben teil und pflegt seine Freundschaften nicht mehr. Jedoch geht diese so genannte „depressive Phase" irgendwann vorbei. Eine Depression geht nicht einfach so vorbei.

Selbstverständlich sollte auch eine depressive Phase nicht so abgetan werden, denn auch diese könnte krankhaft werden. Wenn die Person nicht durch Kollegen oder Bekannte wieder ins Leben geholt wird, kann es durchaus zu einem krankhaften Verlauf kommen. Denn ähnlich, wie bei einem Depressiven, bekommt die Person negative Gedanken, welche sie kaum steuern kann.

In der Regel jedoch finden diese Menschen wieder zurück ins Leben. Denn Schicksalsschläge, den Verlust des Arbeitsplatzes oder ein Beziehungsende müssen seelisch abgearbeitet werden, ansonsten werden es große

Probleme, welche nicht mehr zu steuern sind. Jeder hat das Recht, sich mal zurück zu ziehen oder einfach nur traurig zu sein. Es spielt keine Rolle warum. Es ist einfach nur Balsam für die Seele.

Zurück zum scheinbaren Optimismus eines depressiven Menschen. Oft werden ewiger Tatendrang, Euphorie und das „nicht aufgeben", als Optimismus gewertet. Jedoch steht bei einem Depressiven ein ganz anderer Grundgedanke. Die negative Einstellung zu sich selbst führt dazu, dass man sich übernimmt und Situationen falsch einschätzt.

Die Überzeugung, dass nur man selbst die Familie managen kann oder die Firma ohne einen selbst gar nicht existieren könnte, führen zu Höchstleistungen. Grenzen werden nicht erkannt. Kommt jedoch eine kranke Person an seine Grenze, spielt sich im Kopf folgendes Szenario ab: „Jetzt schaffe ich nicht mal mehr meine Arbeit zu machen. Reiß dich zusammen und bemühe dich ein wenig".

Kommt eine Person von außen hinzu und bemerkt, dass sich der Kranke übernimmt und bietet Hilfe an, werden die negativen Grundgedanken noch schlimmer. Unbewusst haben die helfenden Hände noch mehr Schaden angerichtet. Denn „Jetzt merken schon meine Kollegen, dass ich meine Arbeit nicht mehr schaffe. Wie schlecht bist du eigentlich?!"

Schwäche wird niemals zum Vorschein kommen. Stattdessen werden Außenstehende immer Antworten erhalten, wie „das bekomme ich schon hin", „Aufgeben gibt es für mich nicht. Ich habe die Sache angefangen, also bringe ich sie auch zu Ende" oder „mach dir keine Sorgen".

Diese Aussagen lassen den Zuhörer annehmen, dass die betreffende Person alles im Griff hat und vermittelt Optimismus.

Wer jedoch genau hinhört, wird bemerken, dass durch das Gesagte häufig die Selbstüberschätzung, Arroganz oder

Übermut zum Vorschein kommt. Ein gesunder Mensch leidet nicht an Selbstüberschätzung und weiß durchaus die Hilfe Anderer anzunehmen. Ebenso ist einem gesunden Menschen durchaus bewusst, dass er nicht alles kann oder weiß.

Kommen beispielsweise eine komplizierte Angelegenheit oder Probleme in der Familie auf, sieht der Depressive seine Chance, das so sehr gewünschte Lob oder die Anerkennung zu erhalten, welche er dringend benötigt. Er wird sich freiwillig anbieten und natürlich alles regeln wollen. Gleichfalls wird er allen Beteiligten Mut zusprechen und jegliche Verantwortung auf sich nehmen. Diese Handlung wird meist unter Enthusiasmus und Tatendrang verbucht.

Aber auch hier schließt sich wieder der Kreis: Der negative Grundgedanke zu sich selbst führt zu der Sucht nach Anerkennung. Die Sucht zur Selbstüberschätzung. Die Selbstüberschätzung zum versagen und schließlich wieder zum negativen Grundgedanken gegen sich selbst.

Ob Jemand krank ist oder tatsächlich eine solch starke positive Einstellung vertritt, lässt sich von einem Laien kaum beurteilen. Jedoch gibt es Anzeichen.

Ein gesunder Mensch wird immer darauf achten, dass er einen Ausgleich hat. Sport, Freundschaften oder die Familie sind ihm wichtig. Häufig wirken diese Menschen auch ruhig und ausgeglichen.

Der Verdacht auf krankhafte Handlungsweisen sollte aufkommen, wenn die betreffende Person häufig nervös und gereizt ist. Bei neuer Aufgabenverteilung immer wieder „hier" geschrieen wird. Auch Sätze, wie „weißt du eigentlich, was ich Heute noch alles zu tun habe" könnten Anzeichen sein.

Aber Achtung! Ich habe durchaus Menschen kennen gelernt, welche sich so zurückgezogen haben, dass keinerlei Anzeichen zu erkennen waren. Obwohl, im Nachhinein betrachtet, verbrachte diese Person ausschließlich Zeit mit sich allein. Auch Betriebsfeiern und Geburtstage wurden gemieden. Die Nachfrage nach einer Verabredung wurde stets verneint.

Angehörige und Freunde bemerken ziemlich schnell, dass etwas nicht stimmt. Sagen aber nichts, um Missverständnisse zu vermeiden.

Wenn sie in ihrer Nachbarschaft immer wieder ein Kind schreien hören, gehen sie dann rüber, um nachzusehen, ob sie helfen können oder denken sie sich, dass geht mich nichts an? Haben sie eher die Angst davor, einen Fehler zu machen?

Eines kann ich ihnen versprechen. Sie machen niemals einen Fehler, wenn sie Jemand helfen wollen. Jeder, der ein reines Gewissen hat, wird sich geehrt fühlen, dass sie sich sorgen. Haben sie jedoch Recht mit ihrer Vermutung, werden sie schnell bemerken, dass ihre Nachfrage Früchte tragen wird.

Im Gespräch mit dem Betroffenen werden sie klar erkennen, ob der Grundgedanke negativ oder positiv ist. Sie erhalten Gewissheit. Das bedeutet, sie können entsprechend agieren.

Oftmals besitzen optimistische Personen die Fähigkeit zu einer guten Rhetorik. Die Art etwas gut zu vermitteln scheint ihnen angeboren zu sein. Bei einem Depressiven erscheint diese Fähigkeit extrem ausgeprägt. Der Partner einer Unterhaltung hat den Eindruck, als wenn es schier unmöglich ist, seinem Gegenüber zu überzeugen.

Und wissen sie was? Es ist unmöglich. Sobald eine kranke Person bemerkt, dass seine These oder Meinung widerlegt werden kann, schaltet das Gehirn auf Angriff. Auch wenn der Betroffene selbst negativ denkt und handelt, versucht das Gehirn dieses geschickt zu vertuschen. Ansonsten würde der Betroffene ja merken, dass er krank ist.

Gaukelt das Gehirn nun vor, das der Gesprächspartner im Unrecht ist, werden alle Mechanismen in Gang gesetzt, um sich selbst ins rechte Licht zu stellen. Diese Verhaltensweise ist für eine depressive Person völlig normal.

Ich möchte versuchen, es ihnen zu erklären: Nehmen wir an, dass die Krankheit ein kleines rotes Männchen symbolisiert. Der natürliche Instinkt bzw. Überlebenstrieb ein grünes Männchen ist. Beide Männchen sitzen im Sand mit einem Spaten in der Hand und warten auf ihre Gelegenheit.

Ein Bekannter erzählt einem Depressiven eine Geschichte. Schon bei der Erzählung steht das rote Männchen auf und überlegt, wo es ein Loch graben will. Die kranke Person hört weiter zu. Nun steht auch das grüne Männchen auf und wartet auf seinen Einsatz.

Die depressive Person wird nicht in der Lage sein, die Geschichte objektiv und unbefangen anzuhören. Sie wird versuchen Ratschläge zu erteilen oder bestimmte Teile des Gesprächs auf sich zu beziehen, um so das grüne Männchen zu befriedigen. Jedoch möchte der Gegenüber meist keine Ratschläge und wiegelt ab. In diesem Moment beginnt das rote Männchen ein Loch zu graben.

Denn es erfolgte Ablehnung. Natürlich nur subjektive Ablehnung für den Depressiven. Das ist das Zeichen für die Krankheit, ein Loch zu graben. Doch das grüne Männchen wird nicht tatenlos daneben stehen und versuchen, das Loch wieder zuzuschütten.

Es erfolgt ein Schlagabtausch zwischen den Gesprächspartnern und den beiden Männchen. Das Gespräch wird lauter werden und irgendwann wird sich die depressive Person nur noch rechtfertigen. Das einleitende Thema tritt in den Hintergrund und wird zur Nebensache. Es folgen Beschuldigungen, ausfallende Worte und Rechtfertigungen.

Die Ablehnung führte dazu, dass sich der Betroffene schlecht fühlt, denn er selbst merkt nicht, dass sein

Grundgedanke schlecht ist und nicht der Gesprächspartner etwas schlecht meint. Als wenn eine Lampe angeht, welche wieder ausgeschaltet werden muss.

Diese Verhaltensweise kann man auf alle Lebenslagen projizieren. Immer wieder wird das rote Männchen versuchen ein Loch zu graben und immer wieder wird das grüne Männchen versuchen es zuzuschütten. Irgendwann muss man sich eine Mondlandschaft vorstellen. Es gibt also kein Gebiet mehr im Leben eines Betroffenen, in dem noch nicht gegraben wurde.

Wie im richtigen Leben auch, werden beide Männchen stärker und stärker, sodass der Schlagabtausch immer häufiger und intensiver vonstatten gehen wird. Bis irgendwann der Schwächere aufgeben wird. Und das ist keines der Männchen, wie sie vielleicht vermuten werden, sondern der Körper!

Diese Schlagabtausche kosten Kraft und Energie. Unnütze Kraft und Energie! Der Körper muss also Reserven frei machen, um den Kampf ständig zu versorgen. Das macht sich bemerkbar durch Kopfschmerzen, Konzentrationsschwäche, Schwindel, Rückschmerzen oder Erschöpfungszustände.

Wenn sie sich also das nächste Mal mit einer betroffenen Person unterhalten, denken sie an die beiden Männchen, welche im Kopf um die Wette buddeln. Und, wie uns schon die Mathematik lehrte: Minus und Plus ergibt Null.

Es liegt in der Natur des Menschen, etwas richtig zu stellen oder sich zu rechtfertigen, wenn man sich im Unrecht fühlt. In einer Unterhaltung zwischen einem Depressiven und einem gesunden Menschen, fühlen sich beide zu Unrecht behandelt. Der eine bildet sich das Unrecht ein und der Andere versteht sich missverstanden.

Eine erfolgreiche kranke Person, welche in einer Führungsposition untergebracht ist, ist es schier unmöglich sie zu führen. Denn die hohe Stellung lässt die Person einbilden, dass sie etwas Besonderes ist und über den Dingen steht. Kritik oder Verbesserungsvorschläge werden nicht angenommen. Denn auch hier graben zwei Männchen!

Für die Mitarbeiter erweckt diese scheinbar optimistische Person, den Eindruck, als wisse sie soviel und das man ihr so schnell nichts vormachen kann. Es dauert eine Weile, bis man feststellt, dass alles nur Fassade ist und der guten Rhetorischen Fähigkeit zuzuordnen ist.

Ich hab mich mit vielen Angehörigen unterhalten und immer wieder dieselbe Antwort bekommen: „Ich habe das Gefühl, dass mich der Betroffene Tod redet, also gebe ich irgendwann auf. Außerdem weiß er es doch sowieso besser!".

Der Optimismus oder Enthusiasmus eines Betroffenen ist gewaltig, wenn es darum geht, das grüne Männchen zum zuschütten zu animieren. Neue Geschäftsideen, Urlaubspläne oder neue Organisationsabläufe sind kein Problem für eine kranke Person. Er wird seinem Gegenüber immer vorgaukeln, dass er das alles schaffen wird und ohne ihn nichts laufen wird.

Jedoch sollte man nicht vergessen: Das grüne Männchen kommt nicht zum Einsatz, wenn das rote Männchen nicht vorher beginnt zu graben.

5. Kapitel
„Depressive haben kein Selbstwertgefühl oder Vertrauen"

Schon in der Klinik wurde mir die Definition von einer Depression erklärt. Ständige negative Gedanken und das Gefühl wertlos zu sein stehen im Mittelpunkt.

Die Frage ist nun, ob die Krankheit für das negative Verhalten verantwortlich ist oder nicht doch meine Wasserblase, welche endlich platzen möchte?

Mir ist durchaus bewusst, dass ich eine gewagte These aufstelle und so manchen Psychologen zum Wahnsinn treibe. Jedoch möchte ich diese Art der Interpretation kurz erläutern.

Wie schon im voran gegangenen Kapiteln erläutert, glaube ich daran, dass sich eine Depression über Jahre entwickelt, weil man sich nicht seinem wahren ICH stellt.

Wichtig: Niemand, aber auch wirklich Niemand tut dies, weil er es so will! Wir reden hier über Tragödien, Schicksale und Erlebnisse, welche kein Mensch erleben möchte. Diese schrecklichen Erlebnisse bringen einen Mechanismus zum rollen, welcher automatisch Gegenmaßnahmen einleitet, um diese Geschehnisse nicht mehr zu erleben bzw. nicht mehr daran denken zu müssen. Auch möchte ich mit keinem Wort sagen, dass ein psychisch kranker Mensch selbst daran schuld ist. Eine kranke Person trifft keine Schuld!

Vielmehr glaube ich daran, dass das Wissen, um die Tragödie, dem Schicksal oder dem Erlebten zu einer Genesung, wenn nicht sogar zu einer Heilung führen kann. Denn die Gegenmaßnahmen sind genau die Handlungen, welche meine Depression nähren.

Ich, als depressive Frau, bin nicht in der Lage Verantwortung zu übernehmen. Denn ich habe weder Selbstvertrauen noch Selbstwert. Verantwortung für eine Handlung zu übernehmen bedeutet, dass man mit seiner Person hinter dieser

Entscheidung steht. Jedoch fehlt mir das Selbstvertrauen, daran zu glauben. Entsprechend werde ich jede Entscheidung in Frage stellen, weil ich mich für minderwertig halte. Das Ergebnis daraus: Ich überlasse anderen Personen die Entscheidungen!

Es dauerte sehr lange, bis ich die Erkenntnis darüber hatte. Glauben sie jedoch nicht, dass ich Heute Entscheidungen treffen kann, weil ich um die Problematik weiß. Vielmehr entwickelte ich weitere Mechanismen, um die Erkenntnis nicht ständig vor Augen haben zu müssen.

Denn es ist wirklich schrecklich, wenn ihnen jeden Tag bewusst ist, dass sie nicht in der Lage sind Entscheidungen zu treffen. Der Grund dafür verirrt sich ins Unterbewusstsein. Lediglich das Gefühl der Schwäche bleibt zurück und vermittelt mir nicht gerade das Gefühl von Sicherheit.

Ich bin also gezwungen, mich jeden Tag mit meiner Schwäche auseinander zu setzen. Mich zu beobachten und zu analysieren. Das bedeutet Kraft, Energie und viel Mühe.

Ein Beispiel: Irgendwann musste ich wieder arbeiten. Bei der Berufswahl achtete ich darauf, wo meine Stärken liegen und was mir Spaß macht. Ich war immerhin 10 Jahre Selbstständig und eine angesehene Frau. Kunden freuten sich, mich zu sehen und wollten ausschließlich von mir bearbeitet werden. Komplimente über meine Arbeit und meiner Persönlichkeit waren an der Tagesordnung. – *Es war einmal* -

Anfangs hielt ich mich noch für etwas Besonderes, die nicht jeden Job machen wird. Doch diese Einstellung verflog ziemlich schnell, nachdem ich bemerkte, dass ich kaum Qualifikationen für den heutigen Arbeitsmarkt hatte. Zwar konnte ich zwei kaufmännische Ausbildungen vorweisen, jedoch waren die Heute nicht mehr aktuell. Ebenso möchte kaum ein Chef mit einer selbstbewussten und mitten im Leben stehenden Frau zusammen arbeiten.

Ich suchte lange nach einem Job in einem kleinen handwerklichen Büro. Dort stört mein angebliches Selbstbewusstsein nicht so und ich konnte meinen Wunsch nach Ansehen nachkommen. Natürlich funktionierte diese Art der Suche überhaupt nicht.

Eine Weile glaubte ich, dass ich mich doch wieder selbstständig machen sollte, denn mich will ja keiner.

Diese Vorgehensweise vollzog ich ca. sechs Monate lang. Es war Sommer und mein Garten schrie nach mir und meiner Arbeit. Jedoch reichte irgendwann das Geld nicht mehr und es musste endlich klappen.

Es kam endlich eine Zusage. Bei einem exquisiten Badausstatter, als Verkäuferin. Obwohl ich mich als kaufmännische Kraft beworben hatte.

Wie es mir mit der Zusage ging? Tja, zum einen werde ich endlich wieder anerkannt und bekomme mein Lob. Zum anderen mache ich endlich wieder das, was ich gut kann „mit Menschen arbeiten". Und natürlich, was sehr wichtig ist, bekomme ich wieder Geld.

Liest sich doch alles super! Wenn es nur so einfach wäre: Etwa 3 Wochen vor Arbeitsbeginn fing es dann an. Mir ging es schlecht damit. Ich zermaterte mir den Kopf darüber, warum ich mich schlecht fühle. Erst kam ich auf Erklärungen, wie die Arbeitszeit ist zu lang oder ich werde im Außendienst sein.

Ich manipulierte mich selbst, indem ich die Tatsache darüber einfach verdrängte und mich selbst bemitleidete: „Jetzt beginnt der Sommer und ich soll 40 Stunden irgendwelchen Menschen Luxusbäder verkaufen. Dann kommen die Benzinkosten dazu, wo wir sowieso schon kein Geld haben." Eine Woche vor Arbeitsbeginn wurde ich sogar krank. Ja, ich litt unter starken Gelenkschmerzen und mein Gesicht sah aus, als wenn ich tagelang getrunken hätte, weil eine angebliche Sonnenallergie meine Nase verunstaltete.

Diese Wochen kosteten enorme Energie. Ich nutzte diese Energie, um mich dort hingehend zu manipulieren, nicht mit der Arbeit beginnen zu müssen. Ich wusste jedoch darum und konnte dagegen angehen, Das verhinderte natürlich nicht, dass ich trotzdem darüber nachdachte oder ich Schmerzen bekam, aber es half mir, den Kampf zu gewinnen. Denn ich fing an zu arbeiten, egal wie meine Nase auch immer aussehen mag oder was ich auch für schlimme Schmerzen habe.

Interessanter sollte jedoch sein: Warum will ich denn nicht arbeiten gehen? Warum wehrt sich mein Kopf so gegen diese Arbeit?

Denn die Schmerzen und mein Aussehen sind die Folgen meiner Abneigung gegen die Arbeit. Demnach sollte geklärt werden, warum ich nicht arbeiten möchte. Schon in der Therapie lernte ich, dass alles einen Grund hat. Sobald der Grund bekannt ist, werden auch alle Gegenanzeigen verschwinden. Klingt komisch, ist aber so!

Ich begann zu arbeiten ohne den Grund für meine Antipathie zu kennen. „Wird schon alles gut gehen" lautete meine Devise.

Und ehrlich gesagt, weiß ich sie bis Heute nicht. Vielmehr weiß ich, dass ich dort nach etwa acht Monaten wieder aufhörte, weil mein Vorgesetzter der schlimmste Mensch auf Erden war. Diese Tatsache wurde mir zwar schon nach ca. zwei Wochen bewusst, doch natürlich sagt sich eine kranke Person: „Das kriege ich schon hin. Vielleicht liegt es ja an Dir und nicht an den Anderen" usw. usw.

Ich machte mir etwas vor. Denn wer hat es verdient, dass man ihn täglich darauf aufmerksam macht, wie unterbelichtet er ist und sowie so nie was begreifen wird?

Na, ich hab das verdient! Denn ich bin doch schlecht und kann sowie so nichts! Aus diesem Grund blieb ich! Meine Krankheit wurde bedient!

Natürlich wurden meine Depressionen wieder schlimmer und ich versuchte dagegen anzugehen. Ich trat die Flucht nach vorne an und bat um ein Gespräch mit der Firmenleitung. Ich wurde versetzt und bekam eine kleine eigene Ausstellung.

Es stellte sich jedoch heraus, dass diese Ausstellung schon lange nichts mehr einbrachte und sämtliche Bemühungen von mir zwecklos waren. Und wieder wurde meine Krankheit bedient! Es lag nicht an mir, dass niemand kam, doch nahm ich alle Schuld auf mich und zerbrach langsam. Ich wurde immer unsicherer, was meine Arbeit beeinträchtigte.

Irgendwann wurde dann diese Ausstellung geschlossen und eine Neue eröffnet. Diese wurde dann vorübergehend mit mir besetzt. Zu diesem Zeitpunkt war ich jedoch schon so verunsichert und negativ eingestellt, dass meine gesamte Arbeitsweise negativ war. Das Ziel, eine Adresse zu notieren, wurde von mir nicht mehr erfüllt. Also, nahm ich an, dass ich für diesen Job nicht geeignet bin.

Ich traf die Entscheidung, den Job zu wechseln. Denn den Kampf gegen mich selbst kann ich niemals gewinnen. Also, muss ich mein Lebensumfeld so gestalten, dass mich die Krankheit nicht besiegen kann.

Ich bemerkte, dass es vielleicht wichtig sei, auf sein Inneres zu hören und das zu tun, was man will. Jedoch verbietete ich mir diese Handlungsweise. Entsprechend drehte ich mich wieder im Kreis.

Das Kapitel heißt nun Selbstwert und Vertrauen. Was hat das mit meiner Berufswahl zu tun? Ganz einfach: Ich bildete mir ein, dass mein Selbstwertgefühl steigen wird, wenn ich wieder arbeiten gehe. Denn ich leiste einen Beitrag zur

Haushaltskasse und ich bin wieder ein angesehenes Mitglied der Gesellschaft. DAS IST BLÖDSINN!

Selbstwert kann ich nur erlangen, wenn ich mich selbst akzeptiere. Doch das tue ich nicht. Ich stelle meine eigenen Bedürfnisse hinter denen der Anderen. Sage also, dass ich nicht soviel wert bin, wie eine andere Person. Entsprechend suche ich mir eine Beschäftigung, welche Wertschätzung erhält und womit ich mich profilieren kann. Das nennt man nicht Selbstwert, sondern verschleiert nur die Schwäche!

Erst wenn ich meine Gefühle, Gedanken und Bedürfnisse akzeptieren und auch nach außen vertreten kann, hab ich Selbstwert und Vertrauen in meine Person. Dabei spielt es keine Rolle, was ich beruflich mache. Hört sich einfach an. Ist aber verdammt schwer! Denn eine kranke Person, kennt seine Bedürfnisse nicht. Durch die Therapie lernte ich so einige Bedürfnisse kennen.

Auch lernte ich, nicht alles so ernst zu nehmen. Es ist nicht wichtig, wie andere Menschen über mich denken. Denn wenn mir diese Tatsache wichtiger ist, als meine eigene Meinung, werde ich immer ein Spiegelbild der Gesellschaft sein und niemals meine eigene Meinung kennen.

Das bedeutet nicht, dass wir völlig egoistisch durchs Leben wandern sollten. Vielmehr zählt das Wissen um seine eigene Meinung. Wenn ich meine eigene Meinung oder Einstellung kenne und akzeptiere, fällt es mir leichter, eine Andere zu akzeptieren. Ich muss sie nicht leben oder mögen. Nur akzeptieren!

Aber genau das ist das schwierige bei einer depressiven Person. Es gibt nur schwarz oder weiß. Nur An oder Aus. Nur AUF oder ZU.

Wenn ich also vor Arbeitsbeginn auf meine Gefühle gehört hätte, wäre der kleine Rückfall ausgeblieben. Jedoch stand meine Krankheit im Vordergrund und wollte bedient werden. Wahrscheinlich wusste ich im tiefsten Inneren, um diese

Person, welche mein Chef wurde. Und wahrscheinlich war mir im Inneren schon klar, wo das hinführen wird. Doch ich hörte nur auf das Negative in mir und stempelte mich als krank ab.

Das nächste Mal werde ich darauf hören und es besser machen. Jedenfalls hoffe ich das!

6. Kapitel
„Eine depressive Hausfrau"

Wie schon im Vorwort erwähnt, möchte ich ihnen in diesem Buch Handlungs- und Denkweisen aufzeigen, welche für einen depressiven Menschen typisch sind. Natürlich sind nicht alle depressiven Menschen gleich und sollten über einen Kamm geschert werden. Jedoch ähneln sich alle ein wenig und Jeder, der davon betroffen ist, wird sich wieder erkennen oder lachen müssen, weil sein Angehöriger beschrieben wird.

Wir beginnen mal mit der Hausfrau: Natürlich gab es auch in meinem - ach so vielseitigen Leben - eine Zeit, in der ich nur Hausfrau war. Für mich, als depressive Frau, war dieser Zustand eine untragbare Situation.

Ich war nur für meine Liebsten, meinem Sohn und Mann, da. Eindeutig zu wenig! Wäsche waschen, Essen kochen, die Männer bedienen und sauber machen. Woher sollte meine Bestätigung kommen? Als depressive Hausfrau konnte ich mich darüber freuen, dass der Fleck aus der Hose gegangen ist.

Demnach provozierte ich immer wieder bestimmte Situationen, um meine Sucht nach Anerkennung stillen zu können.

Beispielsweise sorgte ich dafür, dass wir oft Besuch hatten. Somit war gewährleistet, dass ich für meine tollen Leistungen, als Köchin, gelobt wurde. An Tagen, an denen Besuch angekündigt war, wurde ich gereizt und nervte meine gesamte Umwelt. Die Sucht nach Perfektion war einfach zu groß.

Selbstverständlich sollte sich meine Familie an der Ausführung der Perfektion beteiligen. Demnach hatten mein Mann und mein Sohn keine Ruhe, bis auch alles fertig war. Ich wurde hektisch und es konnte mir nicht schnell genug gehen. Wenn dann die Antwort kam: "Wir haben doch noch Zeit!", war alles vorbei.

Für mich stand im Unterbewusstsein fest: Niemand, aber auch wirklich niemand kann das einschätzen. Ich bin die Hausfrau, Planerin und delegierende Persönlichkeit, welche alles regeln muss. Wenn also die Servierten nicht richtig lagen, war nicht die ausführende Person dafür verantwortlich, sondern ich.

Dann habe ich eben meine Anweisungen nicht richtig gegeben und somit dazu beigetragen, dass es nicht perfekt wird. Natürlich wurde ich lauter und schimpfte über die Ausführung meiner Anweisung.

Mit dieser Handlungsweise vermittelte ich den Eindruck, dass es sowieso keiner so gut kann, wie ich. Und sie werden lachen, genau das dachte ich auch.

Hier ein Beispiel für ein typisches Verhalten:

„Mein Mann sagt doch immer, ich kann so gut kochen. Ich werde ihm Heute etwas schönes kochen". Kaum ausgesprochen macht sich die Frau zum Einkaufen. Im Laden beginnt dann der Denkprozess: „Was mag er denn am liebsten? Bohnen? Nein, die hatte ich letzte Woche. Oder vielleicht doch ein Filet? Ich nehme einfach Lamm, das mag er immer." Kaum Zuhause angekommen, macht sie sich an die Zubereitung. Während die Frau das Essen vorbereitet, denkt sie schon über die Tischdekoration nach und geht in Gedanken den Verlauf des Abends durch.

Es ist endlich so weit und der Ehemann kommt Nachhause. Die Frau stürmt auf ihn zu und entreißt ihm seinen Mantel, um ihn dann mit geschlossenen Augen zum festlich gedeckten Tisch zu geleiten. Dieser öffnet die Augen und gibt nicht die erhoffte Reaktion von sich. Denn wir erinnern uns, sie plante den Verlauf ja schon bei der Zubereitung des Essens.

Augenblicklich wird die Frau wütend: „Ich habe mir soviel Mühe gegeben. Den ganzen Tag hab ich in der Küche gestanden, um es dir schön zu machen. Aber wahrscheinlich magst du meine Kochkünste gar nicht und hast mir deine Begeisterung nur vorgespielt. Gib es doch endlich zu, ich kann es dir nicht mehr recht machen?".

Haben sie es gemerkt? Erst stellt sie sich eine Aufgabe und plant ein Vorhaben, welches überhaupt nicht planbar ist. Dann macht sie sich selbst kleiner, als sie eigentlich ist. Die Frau möchte eigentlich ein Lob haben und sorgt jedoch im selben Atemzug dafür, dass sie keines bekommt.   Der Ehemann hat keine Chance!

Jede Antwort wäre jetzt zuviel und führte nur dazu, dass der Kampf in ihrem Kopf stärker wird. Denn ist der Betroffene erstmal auf der Schiene des Ausweglosen, kann ihm Nichts und Niemand mehr aufhalten. Die Krankheit will den Kampf gewinnen.

Und wenn sie glauben, dass eine andere Reaktion des Ehemannes zu einem günstigen Ergebnis geführt hätte, dann irren sie. Dann beginnt der Kampf eben später. Aber er kommt. Mit ziemlicher Sicherheit.

Mein Mann versuchte mich immer im Haushalt zu unterstützen, auch wenn er selbst voll berufstätig war. Diese Hilfe führte leider immer wieder ins Desaster. Für mich, als depressive Frau, war er nicht in der Lage die Wäsche anständig zu waschen, geschweige denn, sie richtig aufzuhängen. Einen Staubsauger konnte er natürlich auch nicht bedienen, denn es blieben immer noch Krümel auf dem Boden. Und so weiter und so weiter.

Natürlich merkte ich selbst, dass diese Hilfen immer wieder zum Streit führten. Jedoch spielte sich in meinem Kopf ein ganz anderes Szenario ab: Für mich stand einwandfrei fest, dass er es nicht kann! "Aber ich kann ihm doch nicht sagen, dass er nicht saugen oder waschen kann".

Wenn ich also sah, dass er sich den Staubsauger nahm, ließ ich alles stehen und liegen und sagte ihm, dass ich das schon erledigen werde und er sich ruhig ausruhen sollte.

Wehe er antwortete mir: „Ich mach das schnell, dann bist du auch schneller fertig".

In diesem Satz befinden sich so viele Vorwürfe, die einer schnellen Reaktion bedürfen! „Ich mach das schnell....", bedeutete in dieser Situation: Natürlich machst du es schnell. Deswegen wird ja nicht richtig gesaugt!

„...dann bist du auch schneller fertig", bedeutet „dann bin *ICH* schneller fertig? Soll das bedeuten, dass es *MEINE* Aufgabe ist, zu saugen? Bin *ICH* hier etwa die Einzige die was macht? Werde *ICH* hier als Hausfrau abgestempelt?"

Natürlich antwortete ich erstmal nicht im Einklang mit meinen Gedanken, denn im tiefsten Inneren bin ich doch ein harmoniebedürftiger Mensch, der keinen Streit haben will. Demnach erwiderte ich diplomatisch mit den Worten: „Wieso schneller fertig? Hast Du Heute noch was vor mit mir?"

Mit diesen Worten katapultierte ich meinen Mann in eine Ecke, aus der es kein entrinnen mehr gab! Ich war fein raus, denn ich musste nicht erklären, dass er ja eigentlich nicht saugen kann und ich musste ihm auch keinen direkten Vorwurf machen, weil er mich zur alleinigen Hilfskraft für den Haushalt degradierte.

Wie sollte mein Mann jetzt antworten? Welche Möglichkeiten hatte er, um aus dieser Situation zu entkommen? Sie ahnen es schon: Natürlich keine!

Beispiele von Antworten: „Ich habe gar nichts vor" führt zu: „Gar nichts? War ja auch klar, denn wann haben wir das letzte Mal was unternommen oder wann hast du mich das letzte Mal überrascht. Wollen wir jetzt nur noch Zuhause rum hängen und nichts mehr unternehmen?"

„Ich wollte nur helfen" führt zu: „ Meinst du etwa, dass ich es nicht schaffe? Bist du nicht zufrieden mit meiner Arbeit? Was soll ich denn noch alles machen?"

Es ist egal, wie man in dieser Situation antwortet. Es besteht nicht die geringste Chance. Mein Gehirn wandelte die eigene Unzufriedenheit in eine „keiner liebt mich" - Situation. Wie Eingangs schon erläutert, ist diese Denkweise ein wesentlicher Bestandteil einer depressiven Person.

Wenn sie jetzt meinen, dass man dieses Schema doch ändern kann, wenn man darüber bescheid weiß, muss ich dies verneinen. Denn zu diesem Zeitpunkt merkt ein Depressiver nicht, was er da gerade anstellt.

Für mich stand fest, dass mein Mann mich nicht mehr so liebt wie früher und deswegen nichts mehr mit mir unternimmt. Für mich stand fest, dass er mir eigentlich gar nicht helfen will, sondern lediglich sein schlechtes Gewissen beruhigen wollte.

Das Gehirn ist, durch die Krankheit, darauf programmiert, sich selbst schlecht zu machen. „Ich, die ach so arme Frau, hat Niemanden der sie liebt und leiden kann". Und diese kranke Art der Denkweise muss erfüllt werden.

Je nach Schweregrad der Krankheit ist diese Art der zwischenmenschlichen Beziehungen schwieriger oder leichter. Jedoch ist der Verlauf immer gleich.

Zurück zur geschilderten Situation: Nachdem nun diese endlose Diskussion geführt wurde, in dem mein Mann mir immer wieder zu versichern versuchte, dass er mich doch abgöttisch liebt und alles für mich tun würde, abgeschlossen war, fing ich an zu weinen und bemitleidete mich selbst. Jetzt nahm mein Mann an, dass ich es verstanden habe bzw. nur eine Äußerung falsch verstanden habe. Ein fataler Fehler!

In dieser Phase entschuldigte ich mich zwar und weinte, aber meine Krankheit suchte sich lediglich einen anderen Weg. Wieder manövrierte ich mich in die Ecke „keiner liebt mich und ich bin so schlecht"

Nun stehen für mich die Selbstzweifel im Vordergrund: „Was mach ich hier nur? Ich weiß doch, dass er mich liebt, warum rede ich dann so? Ich mache alles kaputt!" Der Kreislauf beginnt von neuen.

Wieder werde ich alle Arbeiten erledigen, um ihm zu beweisen, dass ich ihn doch liebe. Wieder wird er bemerken, dass ich zuviel erledige und den Versuch starten, mir zu helfen.

Wenn am Anfang noch die Wut auf den Anderen zum Vorwand der eigenen Unzufriedenheit genommen wird, folgt immer die Zerstörung der eigenen Persönlichkeit. Egal welchen Weg ich auch immer gehen werde.

Jetzt stellt sich die Frage: Wie kann ich in dieser Situation richtig antworten oder handeln? In erster Linie ist es wichtig zu erkennen, wie weit die Krankheit schon fortgeschritten ist. Meine dargestellte Situation zeigt einen sehr fortgeschrittenen Verlauf der Krankheit auf.

Jeder, der sich einmal mit diesem Thema beschäftigt hat und Situationen mit dem Betroffenen beobachtet, erkennt schnell, wie viel Platz die Krankheit bereits eingenommen hat. Die Erkenntnis eines Angehörigen bedeutet nicht gleich die Bekämpfung der Krankheit. Wie schon mehrmals erwähnt, bemerkt der Betroffene selbst nicht, was mit ihm und seiner Umwelt passiert. Auch nicht, wenn man es ihm vor Augen hält.

Wichtig ist, keine Diskussionen zu führen. Sich auf kein Wortgefecht einzulassen. Klare präzise Antworten geben. Leider liegt es in der Natur des Menschen, anderen Menschen helfen zu wollen. Ebenso möchten wir doch erläutern, wenn meine Liebste oder Liebster völlig falsch liegen.

Gerade wenn mein Mann bemerkte, dass ich mich selbst schlecht mache und sämtliche Schuld bei mir suchte, wollte er positiv einwirken. Jedoch führt dieses Verhalten eher zum Gegenteil.

Sagt man einen Betroffenen, dass sein Verhalten nicht normal ist, macht er sich selbst noch schlechter. Denn er bemerkt durchaus, dass irgendwas nicht stimmt oder sein Verhalten zeitweise große Zweifel aufwirft. Dennoch kann er es selbst nicht zuordnen und leidet sehr darunter. Wenn jemand nun zu einem depressiven Menschen sagt, dass sein Verhalten nicht normal ist, leidet dieser noch mehr.

Ein weiterer Aspekt ist das Schuldgefühl. Eine depressive Person versteht es hervorragend seinem Gegenüber ein schlechtes Gewissen einzureden. Somit wird gewährleistet, dass der Betroffene selbst ein positives Gefühl erhält. Und genau das ist der Weg: Vermitteln sie Anerkennung, dann kommt der Betroffene in eine Situation, die er nicht bewältigen kann.

Nehmen wir nun noch einmal das Beispiel mit dem Staubsauger: Auch hier ist der Grad der Erkrankung zu beachten. Denn der Angehörige selbst hat sich zwischenzeitlich mit der Krankheit arrangiert und handelt entsprechend. Wir gehen jetzt aber mal davon aus, dass der Angehörige völlig unerfahren den Staubsauger nimmt. Der Depressive kommt und sagt: „ Ich mach das schon"

Für mich wäre die beste Reaktion: Staubsauger wieder weg stellen und seiner gewohnten Arbeit nachgehen ohne einen Ton zu sagen. Am besten noch ein Küsschen im vorbei gehen und lächeln. Natürlich hätte ich, als Betroffene noch einen Spruch abgegeben, jedoch gebe der Angehörige meinem Gehirn nicht die Möglichkeit dem Trieb nach Selbstzerstörung nach zukommen.

Vielmehr bin ich erstaunt darüber, dass mein Mann genau das macht, was ich ihm vorher gesagt habe. Ansage, Durchführung. Damit kann ich, als depressive Frau gar nicht umgehen. Denn eigentlich benötige ich doch das negative Denken, die Wut in mir und auch die subjektive Auflehnung meiner Umwelt.

Das bedeutet nicht, dass wir einer depressiven Person ständig folge leisten sollten. Ganz im Gegenteil! Nur in dieser Situation verwirren wir den Betroffenen mit unserer Handlung. Irgendwann bekommt man ein Feingefühl dafür, wann „Ansage, Durchführung" angebracht ist.

Welche Reaktion auch immer vom Betroffenen kommt, es ist wichtig keinen Raum für Spekulationen zu lassen. Also, keine Fragen stellen, dann erhalten sie eine Gegenfrage. Nicht zu allgemein werden, etwa wie: „ jedes Mal der selbe Mist", denn dann werden sie mit *ihren* Fehlern beschossen.

Drehen sie den Spieß um! Praktizieren sie einmal „Ansage, Durchführung"! Sagen sie ganz klar, was sie wollen und zeigen sie die Konsequenzen auf. Beispielsweise hört die Endlosdiskussion nicht auf. Sagen sie einfach „wenn du jetzt nicht aufhörst, werde ich spazieren gehen" oder „Ich habe deine Ansicht verstanden. Lass uns doch nicht streiten. Was hältst du davon, wenn wir ins Kino gehen? Nein? dann gehe ich alleine!"

Natürlich müssen sie dann spazieren oder ins Kino gehen, damit der Betroffene merkt, dass es ihnen ernst ist. Sagen sie ganz klar „ wenn du...., dann ....." Machen sie klar, dass sie „Ansage, Durchführung" gut beherrschen.

Natürlich sollte es nicht das Ziel sein, ein Kompetenzgerangel oder Machtspielchen durchzuführen. Vielmehr erreicht man damit, dass dem Betroffenen in kleinen Schritten vor Augen gehalten wird, dass er ein Problem hat, welches behandelt werden sollte. Außerdem hat alles eine Grenze. Auch der Umgang mit meinen Mitmenschen.

Ganz kranke Menschen, also ich zum Beispiel, hätten auch die Situation mit dem Staubsauger ins negative gewandelt und meinen Mann gefragt: „Wieso stellst du den jetzt wieder weg?". Natürlich wird er mir antworten: „Du hast doch eben gesagt, dass ich das nicht zu machen brauche". „Das heißt doch aber nicht, dass du den Staubsauger wieder wegstellen musst. Ich saug doch gleich, dann muss ich ihn mir wieder raus holen", werde ich ihm antworten und alles beginnt von vorn!

- Eigentlich hätten sie alles nehmen können, es wäre in jedem Fall immer so verlaufen -

Denken sie positiv, dann vermitteln sie Anerkennung für die andere Person. Und das bringt eine depressive Person in eine missliche Lage. Immer wenn sie ein Lob aussprechen oder den Anweisungen, wie oben beschrieben, folge leisten, muss der Kranke weiter nach negativen Einflüssen suchen. Das ist ziemlich anstrengend und verbraucht Energie. Jedoch schreitet so der Prozess der Erkrankung voran und der Betroffene lässt sich schneller helfen.

Das klingt ein wenig mies, ist aber sehr wirkungsvoll. Denn sie, als Angehöriger, erleiden viel und haben es nicht verdient, dass man sie so behandelt. Da nun der Betroffene selbst nicht merkt, was er tut, gibt es keinen anderen Weg. Vernunft gibt es in dieser Art der Beziehung nicht.

Außerdem sagt jeder Mensch: Aus Fehlern lernt man! Sorgen sie also dafür, dass der Betroffene lernt und somit auch begreift.

Achten sie immer auf sich selbst. Wie viel können sie ertragen? Wie viel Kraft haben sie? Werden ihre Bedürfnisse gestillt? Überschreiten sie niemals ihre eigenen Grenzen, denn dann laufen auch sie Gefahr, zu erkranken. Hilfe ist wichtig, aber nur soviel ich auch selbst geben kann. Wenn sie den Entschluss gefasst haben, dieses Verhalten des Betroffenen nicht mehr tragen zu können, gehen sie und schützen sie sich selbst.

Sagen sie dem Betroffenen was sie denken und fühlen. Vermitteln sie, dass ihre Grenze erreicht ist und der Betroffene professionelle Hilfe benötigt. Nur Ärzte oder Psychologen können helfen. Sie können, als Angehöriger nur unterstützen.

Bedenken sie immer, dass der Betroffene begreifen muss und nicht nur verstehen. Diese Einschätzung vermag nur ein Fachmann zu treffen, wann der Kranke versteht oder begriffen hat. Übernehmen sie nicht diese schwere Verantwortung.

Möchte der Betroffene keine Hilfe in Anspruch nehmen, ziehen sie ihre Konsequenzen und schützen sie sich selbst. Denn sie haben keine Schuld oder können irgendetwas ändern.

Natürlich gibt es Personen, welche gerne Hausfrauen sind und voll und ganz darin aufgehen. Ich bewundere diese Menschen, weil sie das Leben, was sie sich gewünscht haben und somit mit sich und der Umwelt im Reinen sind.

7. Kapitel
„Depressionen im Berufsleben"

Wo, wenn nicht im Berufsleben, kann eine depressive Person seine Bestätigung holen? Die Arbeit bietet eine Fülle an Möglichkeiten, die Krankheit voran zu treiben. Die Kollegen, mit ihrem Mitgefühl. Der Chef, welcher mich lobt, wenn ich gute Arbeit mache. Und natürlich der große Freiraum, der mir die Möglichkeiten bietet, noch mehr zu arbeiten.

Immer noch weit verbreitet, ist die Meinung, dass hauptsächlich Frauen an Depressionen erkranken. Meine Beobachtungen und Erfahrungen zeigen jedoch, dass es durchaus viele Männer gibt, welche krank werden oder sind.

Die heutige Zeit bringt es mit sich, dass gerade Männer immer mehr Druck zu tragen scheinen. Die Emanzipation der Frauen hat dazu beigetragen, dass ein Mann, nicht mehr seinem Naturell gemäß, für alles sorgen muss. Die ursprüngliche Veranlagung der Männer liegt in der Beschaffung von Essen, ein Dach über den Kopf und Sicherheit. Hingegen werden die Erziehung und der Haushalt, von Seiten der Männer, eher den Frauen zugeteilt.

Inzwischen ist die Frau aber nicht mehr auf ihren Mann angewiesen und verdient ihr eigenes Geld. Nicht selten mehr, als der Mann. Weiterhin bekommt sie durchaus Erziehung, Haushalt und Beruf unter einen Hut. Wozu brauche ich dann also noch einen Mann?

Im Berufsleben sieht es nicht anders aus. Galt ein Mann früher noch als stark und mächtig, wenn er handwerklich begabt und gut arbeiten kann, zählen Heute eher Studium und theoretisches Wissen. Nicht selten bekommt ein Mann einen jungen, studierten Vorgesetzten, dem er Folge zu leisten hat.

Auch sind die Aufgaben komplexer geworden. Aus fünf Arbeitsschritten wurden auf einmal zehn oder es muss zusätzlich die Arbeit einer anderen Abteilung übernommen werden. Dann noch der Druck auf eventuellen Arbeitsplatz-verlust.

All diese Veränderungen führen zu einem, nicht von der Natur bestimmten Verhalten, des Mannes. Er muss also täglich für seine Bestimmung kämpfen. Bildlich gesprochen, natürlich!

Nicht das wir uns missverstehen, ich bin durchaus für die Emanzipation und Chancengleichheit. Wer etwas kann, sollte auch die Möglichkeit erhalten, dieses zu zeigen. Das gilt gleichermaßen für Mann und Frau. Ebenso zählen Verständnis und Absprachen in einer Beziehung zu den wichtigsten Faktoren. Wenn beide Parteien arbeiten, sollten auch Beide etwas im Haushalt tun bzw. sich um die Erziehung kümmern.

Mir geht es vielmehr darum, zu verdeutlichen, warum die Krankheit *Depression* zugenommen hat
- meiner Ansicht nach -

Die natürliche Veranlagung eines Menschen ist für die Entwicklung sehr wichtig. Männer und Frauen unterscheiden sich in ihrem Wesen, ihren Fühlen und dem Körperbau. Die Natur hat sich dabei etwas gedacht. Wenn also eine Frau schon in jungen Jahren nur mit Autos spielen darf oder ohne eine weibliche Bezugsperson aufwächst, wird die persönliche Entwicklung gestört.

Der Mann ist also täglich darauf bedacht, seiner natürlichen Veranlagung zu folgen. Jedoch wird es ihm Heute schwerer gemacht, diese auch umzusetzen. Das wiederum führt zu Stress und Druck. Es fehlt ihm an der nötigen Bestätigung seines Tuns. Der Kreislauf beginnt.

Im Berufsleben stellt sich eine Depression auf zwei Arten dar und dabei spielt es keine Rolle, ob es sich um einen Mann oder einer Frau handelt.

Zum einen steht da eine erfolgreiche, zielorientierte und durchsetzungsstarke Person. Zum anderen, eine eher verschlossene, ruhige und zurückgezogene Person. Beide haben eines gemein: Sie fühlen sich nicht bestätigt oder nicht geliebt. Häufig merkt es die Umwelt gar nicht.

Wie schon im vorigen Kapitel beschrieben, schätzen wir häufig den Optimismus eines erfolgreichen Menschen falsch ein. Jetzt können wir natürlich nicht losgehen und alle erfolgreichen und energischen Menschen aushorchen, um raus zu finden, ob sie depressiv sind. Das ist auch gar nicht unsere Aufgabe.

Ich glaube aber, dass jeder von uns schon einmal mit einem depressiven Menschen zu tun hatte ohne es zu merken. Wir neigen dazu, Eigenschaften wie Arroganz, ewige Diskussionslust oder Allwissenheit mit der Begründung *„Die* oder *Der* ist eben so" abzutun.

Der Umgang mit Depressionen ist bei Männern und Frauen im Berufsleben völlig unterschiedlich. Mein Mann hat auf seiner Arbeit einen Kollegen, er arbeitet als Vorarbeiter, der hochgradig depressiv ist. *- Laut meiner Einschätzung –*

Er legt ein krankhaftes Maß an Arbeitseifer, der Bereitschaft zu Überstunden und Wissensdurst an den Tag. Es sind weniger die genannten Eigenschaften, als vielmehr die Art und Weise der Umsetzung. Es ist ihm egal, ob seine Tochter Geburtstag hat oder die Ehefrau mit dem Essen wartet. Die Arbeit geht vor. Es spielt keine Rolle, ob es Sonn- oder Feiertag ist. Auch im Urlaub hat er sein Handy dabei, um immer auf dem Laufenden zu sein.

Jetzt werden sie sagen „der ist ja blöd. Aber so einen haben wir auch auf Arbeit". Oberflächlich betrachtet, ist er voller Arbeitseifer und versucht seine Sache immer perfekt zu machen. Doch tatsächlich möchte er die Kontrolle behalten. An einem jeden Morgen fragt er die anderen Mitarbeiter danach, was denn noch so passiert sei, als er Feierabend machte.

Bevor er einen freien Tag oder Urlaub hat - *wenn er ihn dann mal nimmt* – muss alles bis ins Kleinste geplant werden. Er möchte nichts dem Zufall überlassen. Wir reden hier aber von einer Abteilung mit ca. 12 männlichen Mitarbeitern, welche seit Jahren, wenn nicht seit Jahrzehnten, diesen Job ausführen. Die Kollegen wissen also immer genau, was zu tun ist.

Er selbst meldet sich immer zuerst, wenn es darum geht eine Überstunde zu machen. Was ja im ersten Augenblick nicht schlecht ist. Denn vielleicht benötigt er Geld oder möchte in der Firma aufsteigen. Das ist alles nicht verwerflich. *Aber.* Und natürlich gibt es ein *Aber.* Er beschwert sich am Folgetag bei den Kollegen darüber, dass er der Einzige ist, der zu Überstunden bereit ist und erwartet mehr Anteilnahme am Geschehen der Firma.

Zu bedenken wäre noch, dass die gemachten Überstunden keine lebensbedrohliche Situation oder vielleicht sehr wichtig gewesen wären.

Mein Mann sein Kollege ist nie zufrieden mit der Arbeit der Anderen. Er weiß und kann alles besser. Jede Situation wird so ausgelegt, dass es ihn ins rechte Licht rückt. Auch verwechselt er häufig Loyalität mit Anteilnahme. Er fühlt sich ständig benachteiligt und möchte mit Jedem gut Freund sein.

Selbst in seinem Privatleben läuft es nicht anders. Er denkt, zusätzlich noch Hausaufgaben mit seinen Töchtern machen zu müssen, obwohl seine Frau nicht berufstätig ist. Sonntags kocht er das Essen. Sport oder ein Hobby kann er ebenfalls nicht vorweisen.

Weiterhin leidet er an massiven Kopf- und Rückenschmerzen. Der Magen spielt verrückt und der Kreislauf lässt auch zu wünschen übrig. Aber stutzig wurde ich erst, nachdem mein Mann Nachhause kam und mir erzählte, dass er Heute eine Unterredung mit dem Meister hatte.

Meinem Mann wurde vorgeworfen, nicht den ordnungsgemäßen Umgang mit dem besagten Kollegen zu hegen und er möge doch bitte mehr Wertschätzung an den Tag legen. Da stand es für mich fest! Sein Vorarbeiter ist depressiv!

Tiefere Gespräche mit meinen Mann bestätigte meine Meinung. Das Benachteiligt fühlen, aber trotzdem immer der Erste sein zu wollen. Die ständige Kontrolle und ewigen Diskussionen über Kompetenzen. Selbst Kritik wird durch Verdrehen der Tatsachen und Selbstverteidigung massiv abgeschmettert. Inzwischen ist die Krankheit soweit fortgeschritten, dass Kollegen angeschwärzt und gegängelt werden.

Es vergeht kein Tag, an dem mein Mann nicht Nachhause kommt und eine Geschichte zum Besten gibt. Auch ärgert er sich immer wieder über die Äußerungen des besagten Kollegen. Ich dagegen muss immer wieder grinsen, denn die Handlungen sind mir ja nicht fremd.

Ich, als Betroffene und Frau, bin natürlich der Meinung, dass dem Kollegen geholfen werden und ein Gespräch geführt werden sollte. Erfolgt das nicht, wird er früher oder später einfach umfallen, weil der Druck und die Belastung zu groß werden – *Burn out* -

Mein Mann und seine Kollegen dagegen wissen, um den Zustand und unternehmen nichts. Vielmehr wartet mein Mann darauf, dass er umfällt. Er denkt, dass ihm damit mehr geholfen ist. Also tut er alles damit dieses Ereignis auch eintritt.

Durch meine Person ist er über die Krankheit gut informiert und weiß, wie er sich verhalten sollte. Einem depressiven Menschen sollte man beispielsweise nicht mit allgemeinen Vorwürfen kommen. Beispiel: „Du bist doch auch nicht immer pünktlich". Diesen Satz kann ein Kranker, in seinem Kopf, schnell widerlegen. Denn er wird mit ziemlicher Sicherheit antworten „Ach ja, wann war ich denn mal unpünktlich?".

Es folgen Fragen und Antworten. Antworten, Fragen und Rechtfertigungen. Irgendwann gibt die andere Person auf und wird es nie wieder versuchen. Besser wäre es spezifisch zu benennen, was man vorwürft. Um bei dem genannten Beispiel zu bleiben, wäre folgender Satz möglich: „Du warst Gestern fünf Minuten zu spät und letzte Woche Mittwoch ebenfalls zehn Minuten".

Damit legen sie von vorne herein den Rahmen für das Gespräch fest. Dem Depressiven wird also nicht die Möglichkeit gegeben, sich aus dieser Lage zu befreien. Natürlich wird er es versuchen und antworten: „Kontrollierst Du meine Arbeit?".
Haben sie es bemerkt? Eine kranke Person wird immer mit einer Gegenfrage antworten, wenn sie sich angegriffen fühlt.

Es gab nun auf den spezifisch formulierten Vorwurf eine Gegenfrage. Wie reagieren oder antworten sie nun? Haben sie schon eine Idee im Kopf? Vielleicht mit „Ja, ich beobachte dich, weil ich mich sorge" oder doch lieber „das tut gar nichts zur Sache, lenke doch nicht ab"

In beiden Sätzen drücken sie ihre Sorge bzw. Wut über das Verhalten des Anderen aus. Für den Depressiven beginnt also der bekannte Kreislauf. Folgendes könnte der Betroffene nun denken: „ich mache soviel für die Firma. Überstunden und bin immer zur Stelle, wenn ich gebraucht werde. Wieso wird sich an fünf Minuten so aufgehängt? Die wissen gar nicht, was ich alles tue".

Selbstmitleid! Ich bin doch so arm dran. Keiner mag mich. Nie mache ich was richtig. Der Betroffene fühlt sich zu unrecht behandelt.

Besser wären folgende Sätze: „Ich wollte dir nur mitteilen, dass du bereits zweimal zu spät gekommen bist. Mehr nicht" oder „Du bist zu spät gekommen. Bitte halte dich an die vorgegebenen Arbeitszeiten"

Mit diesen Antworten gehen sie auf keine Diskussion ein. Sie setzen klare Grenzen und geben dem Depressiven nicht die Möglichkeit, sich seinen negativen Gedanken hin zu geben.

Der Betroffene ist jetzt mit dem Gedanken „ich bin zu spät gekommen" alleine. Ihm wird klar, dass er sich tatsächlich mehrmals verspätete. Natürlich wird er diese Erkenntnis mit niemanden teilen, denn das wäre ja peinlich und passt so gar nicht zu dem Bild des perfekten Mitarbeiters.

Wahrscheinlich wird er bei einem anderen Kollegen über sie reden. Denn die Erkenntnis über einen Fehler führt zu dem Wunsch nach einem Lob. Das Gespräch mit dem anderen Kollegen wird so kontrolliert, dass in jedem Fall ein Lob für irgendeine Arbeit raus springen wird. Danach wird sich der Betroffene wieder besser fühlen und von vorn beginnen.

Erhält ein Betroffener jedoch ein ernst gemeintes Lob, werden sie beobachten können, dass er damit gar nicht umgehen kann. Sein Gefühl, im tiefsten Inneren ein schlechter Mensch zu sein, wird ihm im Weg stehen. Nach kurzer Ruhe wird bestimmt eine erneute Feststellung seiner negativen Seiten kommen, jedoch wirkt es für einen Moment.

Wenn also die gesamte Umwelt des Betroffenen auf klare und spezifischen Sätze einigt und ernst gemeint lobt, wird dem Betroffenen irgendwann bewusst werden, dass nicht die Anderen, sondern er ein Problem hat.

Mein Mann nutzt nun dieses Wissen und sorgt dafür, dass sich sein Kollege mehrmals am Tag aufregt und nötigt ihn zu diskutieren. Immer wieder fragt mein Mann nach, was er denn tun solle und ob die Arbeit korrekt war. Dieses Verhalten führt dazu, dass die Krankheit immer schneller weiter fortschreitet.

Auf meine Nachfrage hin, antwortete mir mein Mann: „Ich werde alles tun, damit er umfällt und das endlich ein Ende hat. Wenn ich jetzt mit ihm rede, hab ich sowieso keine

Chance. Das bringt doch nichts. Also sorge ich dafür, dass es schneller geht und er bald die gewünschte Erkenntnis hat"

Mein Mann schiebt also die Verantwortung ab und hofft auf ein Wunder. Er nimmt wissentlich in Kauf, dass dieser betroffene Kollege durchaus großen Schaden anrichten kann und das gesamte Arbeitsklima negativ beeinflussen wird.

Ich denke aber auch, dass es Männern einfach zu kompliziert ist und sie sich nicht mit solch einer schwierigen Situation auseinander setzen wollen. Aber auch Angst spielt eine Rolle. Denn was wäre, wenn alle Versuche der Hilfe scheitern? Bin ich dann der Buhmann auf Arbeit und werde ausgelacht?

Gerade in der Genesungszeit habe ich bei meinem Mann diese pragmatische Art festgestellt. Sag mir was ich tun soll und ich tu es! War seine Devise.

Er antwortete mir mal, dass er die Dinge nicht verstehen muss, nur akzeptieren. Ich glaube, dass war für mich der wichtigste Satz meines Lebens. Denn es ist tatsächlich so. Man muss nicht alles verstehen, um jemanden zu helfen. Es genügt das Verständnis.

Der Vorteil im Umgang mit der Krankheit zwischen Frauen und Männer, als Angehörige, liegt eindeutig in der Konsequenz. Denn Frauen haben häufiger Mitleid und denken mitfühlen zu können. Das behindert sie, entgegen der Logik zu handeln. Männer beherrschen die Konsequenz und den Stolz, wie kein Anderer. Sagt man ihnen, was sie tun sollen, machen sie es einfach, ohne über Mitleid nachzudenken.

Ist ein Mann jedoch Betroffener, sieht die Sache schon wieder ganz anders aus. Da stehen im der Stolz und die Konsequenz im Weg. Aussagen, wie „Krank im Kopf" oder „Überlastung" gibt es für einen gestandenen Mann nicht. In einem Männer-Kollegium hat er es mit einer geistigen Erkrankung also wesentlich schwerer, als unter Frauen.

Denn auch die anderen Männer denken so. „Das wäre doch Schwach aufzugeben" oder „Männer weinen nicht" lautet oft die Devise. Es dauert also, bis ein Mann begreift, dass er Hilfe braucht.

Ob Frau oder Mann, beide brauchen die Unterstützung ihrer Umwelt. Zum einen, um die Krankheit zu erkennen und zum anderen, damit umgehen zu lernen. Die Gesellschaft benötigt mehr Aufklärung, um mehr Verständnis zu zeigen.

Bei einem Seminar zum Thema Burn Out, kam wiederholt die Frage „Woran erkenne ich denn, das mein Kollege gefährdet ist?" Ich war die einzige Person, welche als Betroffene galt. Das Seminar selbst wurde von zwei studierten Theoretikern geführt, welche die Krankheit angeblich täglich in ihrer Praxis behandelten.

Dazu muss ich sagen, dass eine Depression und Burn Out nicht das Selbe ist und unterschieden werden muss. Viele setzen beide Erkrankungen auf eine Stufe und verkennen so, häufig Anzeichen.

Burn Out bezeichnet die vorübergehende Überlastung von Körper und Geist. Wobei eine Depression eine dauerhafte negative Denkweise darstellt. Ein Burn Out, welches mit einer Depression einhergeht, ist doppelt schlimm. Denn der negative Grundgedanke führte unter anderem zu einem Burn Out. Wird die vorübergehende Überlastung nicht durch eine Depression hervorgerufen, sind häufig zuviel Arbeit, akute private Probleme oder Überlastung die Gründe für eine Erkrankung.

Ich hoffe, dass mit dieser Erklärung nicht alle Studierten aufschrecken und mir völliges Unwissen ankreiden. Die Erklärung ist vielmehr der Versuch es mit einfachen und verständlichen Worten zu verdeutlichen.
Selbstverständlich sind beide Erkrankungen weitaus komplizierter zu betrachten.

Jetzt stehen in käuflichen Leitfaden häufig Merkmale, wie sensibel, zurückgezogen, weinerlich, kontaktarm, fehlender Ausgleich zur Arbeit, Rückenschmerzen oder das Ablehnen des Partners. An diesen Adjektiven machen die Theoretiker vieles fest.

Jeder Laie fängt also an zu Klassifizieren. Was könnte passen, was nicht. Überwiegen die negativen Adjektive, muss mein Freund, Kollege oder Partner krank sein. Stellte also Jemand beim Seminar die Frage, woran man es denn erkennen könne, wurde ihm doch tatsächlich ein Frage- Antwort- Spiel aufgedrückt, dass wie folgt aussah:

Treibt ihr Kollege denn Sport? Leidet er häufig an Kopfschmerzen oder ist launisch? Macht ihr Kollege viele Überstunden? Usw. usw. Wurden nun viele Fragen vom Seminarteilnehmer mit ja beantwortet, kam doch prompt die Antwort der Theoretiker: „Sie sollten ihren Kollegen mal zu einem Gespräch bitten und ihm nahe legen sich Hilfe zu suchen"

- Also wirklich, wenn man mich ins Büro gerufen und gesagt hätte, dass ich doch mal einen Seelenklempner aufsuchen sollte, wäre ich bestimmt sehr dankbar gewesen und voller Freude darüber, dass man mich für verrückt hält -

Was ich eigentlich meine, ist die Tatsache, dass es den Angehörigen, Freunden oder Kollegen an praktischen Beispielen fehlt. Das es keinem Laien gelingen wird eine Depression zu diagnostizieren, ist mir schon klar. Auch benötigt jeder ein paar Anhaltspunkte. Die ganzen Bücher geben für mich lediglich Anhaltspunkte auf eine eventuellen Erkrankung und wie ich mit ihr umgehe, wenn sie diagnostiziert wurde.

Aber wo bleibt die Praxis? Wenn jemand ständig traurig ist, muss er nicht Depressiv sein. Also, was unterscheidet die Traurigkeit eines Gesunden von einer kranken Person? Es fehlen also Anlaufstellen mit Praxis bezogenen Ansprechpartnern. Depressive Menschen sollten viel mehr in die Öffentlichkeit gehen und Anderen mit Rat und Tat zur Hilfe stehen.

Das wurde mir bewusst, als ich bemerkte, dass die Seminarteilnehmer mich in den Pausen oder in der Gruppenarbeit ansprachen. Erneut kam die Frage „Wie erkenne ich denn eine Erkrankung?" oder „wie soll ich vorgehen, wenn ich es erkannt habe?"

Ich, als Betroffene, konnte vielmehr Praxiswissen vermitteln. Warum gibt es also keine Betroffenen in den entsprechenden Abteilungen sondern nur Theoretiker, welche die ganzen katalogisierten Anzeichen studiert haben?

Damit möchte ich keine Pädagogen, Psychologen oder Therapeuten angreifen, als vielmehr den Vorschlag unterbreiten bei diesem heiklen Thema eine andere Vorgehensweise zu versuchen. Außerdem ist auf sie nicht zu verzichten, wenn es um die begleitende Therapie geht.

Denn ein Betroffener merkt nicht, dass er betroffen ist. Demnach sind Vorgehensweisen, nach Schulbuch, der falsche Weg. – *Denke ich* -

In meinem Fall konnte ich Auskunft auf die Fragen geben „Warum habe ich denn soviel gearbeitet?", „Wieso wollte ich immer Recht haben" oder „Warum konnte eine Unterhaltung immer zur Diskussion werden?". Durch das Schildern meiner Denk- und Handlungsweise ergaben sich Antworten. Antworten welche in den Köpfen zu dem AHA-Erlebnis führten.

Auf einmal kamen Dinge wie „ach, deshalb macht der das" oder „jetzt weiß ich, dass ich bisher völlig falsch gedacht habe". Wenn die Gesellschaft oder die Kollegen über Depressionen bescheid wissen, können sie dem Betroffenen mit Verständnis entgegen treten, was auch dem Betroffenen hilft.

Denn, wie schon erwähnt, denkt der Mensch logisch. Logik im Gehirn beginnt mit Wissen. Was wiederum dazu führt, dass wir erkennen, ein Betroffener kann sein Verhalten nicht einfach so ändern. Auch wenn er es gern möchte und vielleicht auch versteht, was man ihm sagt. Wenn also Angehörige oder Kollegen beschrieben bekommen, wie ein Depressiver denkt, fällt es ihnen leichter zu verstehen und zu handeln.

Wie gehe ich aber mit meinem Chef um, wenn ich bemerke, dass er Depressiv ist? Immerhin ist es mein Vorgesetzter und da kann ich nicht so ein persönliches Gespräch führen. Außerdem, will ich das?

Das Problem von Mitarbeitern, deren Chef depressiv ist, ist nicht als Lappalie anzusehen. Sie müssen täglich die Launen und das Graben der Männchen ertragen ohne gegensteuern zu dürfen. Ist das wirklich so?

Niemand muss das ertragen! Auch hier gilt es, seine eigenen Grenzen zu erkennen und diese auch zu akzeptieren. Denn nur, wenn ich meine eigenen Grenzen sehe und Konsequenzen ziehe, werde ich einen neuen Job finden. Ergebe ich mich der Situation, werde auch ich irgendwann krank werden, weil ich meine eigenen Bedürfnisse hinter den Anderen gestellt habe.

Auch meinem Vorgesetzten gegenüber kann ich mit höflichen und klaren Worten zu verstehen geben, dass einige Dinge einfach zu weit gehen. Es ist nicht nötig, sich ständig anmaulen zu lassen oder sogar beleidigen zu lassen. Niemand hat das verdient. Und vielleicht gibt es ja noch einen Vorgesetzten, der ihnen gern zuhört. Wenn nicht, sollten sie ihre Konsequenzen ziehen und an ihre eigene Gesundheit denken.

Wenn Sie jedoch den Wunsch hegen, mit Ihrem Chef reden zu wollen und ihn auf sein Problem aufmerksam zu machen. Werden sie relativ schnell merken, dass sie damit keinen Erfolg haben werden.

Als Betroffener merken Sie, dass irgendetwas nicht stimmt. Schieben die Schuld jedoch auf Andere oder besser gesagt, schafft es ihr Gehirn, sich eine passende Erklärung zu geben, damit sie sich bloß nicht mit etwas auseinander setzen, was nur annähernd mit einer Heilung zu tun hätte.

Jetzt fragen sie sich sicher, wie dieses Verhalten mit der negativen Denkweise eines Depressiven übereinkommt. Da ich doch in den vorigen Kapiteln immer wieder den negativen Grundgedanken in den Mittelpunkt gestellte habe. Hier setzt wieder die Logik eines gesunden Menschen ein. Aber hierzu möchte ich im nächsten Kapitel nähere Angaben machen.

Zurück zu ihrem Bedürfnis mit dem Chef reden zu wollen. Ihr Chef denkt im tiefsten Inneren, dass er schlecht ist ohne es zu merken. Jetzt kommt ein Angestellter daher und sagt ihm das auch noch. Da haben sie wirklich schlechte Karten! Denn nicht mal die Angehörigen schaffen es, ihm beizubringen, dass er im Unrecht ist, wie wollen sie es, als fremde und Außenstehende Person es schaffen?

Sie haben keine Chance! Wenn sie es schaffen sollten, einen Denkanstoss zu geben, haben sie sehr viel erreicht. Was aber ganz wichtig ist: Behandeln sie ihren Vorgesetzten, wie jeden anderen Menschen. Zeigen sie ihm die Grenzen auf und lassen sie nicht alles mit sich machen. Mir ist durchaus bewusst, dass dies ein schwieriges Unterfangen ist. Gerade in diesen schweren Zeiten seinem Chef die Stirn zu bieten, mit dem Risiko auf Verlust der Arbeit.

Was aber haben sie bekommen, wenn sie sich zum Spielball des Vorgesetzten machen? Vielleicht behalten sie ihren Job, aber verlieren vielleicht ihre Gesundheit. Auch wird ihr Privatleben gestört, da die schlechte Stimmung mit Nachhause genommen wird. Überlegen sie also genau, was ihnen wichtig ist und behalten sie immer ihre eigene Gesundheit, Bedürfnisse und Familie im Blick.

8. Kapitel
"Betroffene sind schlechte Menschen"

Die Menschheit nutzt gern die Ausdrücke Optimist und Pessimist. Einen Optimisten erkennt man daran, dass er sagt „das Glas ist halbvoll". Den Pessimisten daran ... ach sie wissen schon. Vielleicht haben sie ja auch einen Menschen in ihrer Umgebung, welcher ständig das schlechte aus einer Situation zieht oder nur schwarz in die Zukunft hineinblickt. Deshalb ist diese Person nicht Depressiv. Jedoch ist sie ein Pessimist.

Uns wurde also beigebracht, dass ein Mensch, welcher ausschließlich die schlechten Dinge im Leben sieht und denkt, ist ein Pessimist.

Jetzt haben wir eine depressive Person vor uns, deren Krankheit noch nicht erkannt oder von dem Erkrankten selbst, nicht als solche bewusst wahrgenommen wird. Hier sehen wir einen Menschen, der mit voller Optimismus durchs Leben geht und trotzdem soll diese Person ein Pessimist sein?

Ich betone die Stufe der Erkrankung so sehr, weil im Zuge der Genesung, der Gemütszustand sich verändert und eher mit dem eines Pessimisten vergleichbar ist.

Vor Erkennung, Behandlung oder Bewusst werden, schweben Betroffene auf einer Wolke, die voller Enthusiasmus, scheinbaren Lebenswillen, Mut, Verständnis und Stärke zu sein scheint. Mit dem Zusammenbruch werden diese Menschen auf einmal völlig desorientiert, lebensmüde, schwach und traurig. Diese gravierende Veränderung macht gerade den Angehörigen und Freunden zu schaffen.

Die Umwelt nimmt diese Tatsache viel schwerer hin, als der Betroffene selbst. Denn für die Angehörigen scheint sich eine 180 Grad Wendung eingestellt zu haben. Diese Wendung ist aber nie da gewesen. Denn der Betroffene war immer so! Er war schon immer ein Pessimist!

Es ist lediglich an die Oberfläche getreten. Dem Betroffenen fehlte die Kraft, das Durchhaltevermögen oder ganz einfach nur die Lust daran, sich selbst und seiner Umwelt weiter etwas vorzuspielen. Ich muss an dieser Stelle noch mal betonen, dass dies völlig unbewusst geschieht und nicht geplant oder gesteuert werden kann.

- Entschuldigen sie also meine Ausdrucksweise, wenn es schematisch oder berechnend klingt. Ich versuche mit möglichst einfachen Worten und laienhaft die Situationen zu erklären. Vielleicht stimmen die Angaben aus medizinischer Sicht auch gar nicht. Jedoch habe ich es genau so wahrgenommen und möchte lediglich meine Gefühle und Gedanken weitergeben -

Das Gehirn ist irgendwann am Ende. Es kann nicht auf Dauer 24 Stunden im Einsatz sein und immer wieder neue, kreative Ideen entwickeln, wie es verbergen kann, dass es eigentlich ganz schwach ist.

Ich bin von der fabelhaften und unglaublichen Kreativität, der Kraft und dem System des Gehirnes fasziniert! Wie es Tag ein, Tag aus in der Lage ist, Informationen aufzunehmen, zu verarbeiten und zu speichern. Wie es sich dagegen wehrt, neue Wege zu gehen. Welche Mechanismen freigesetzt werden, nur um nicht vom alten Denkmuster abzuweichen oder eventueller Gefahr, Angst und Herausforderungen aus dem Weg zu gehen.

Jeder Mensch bildet über Jahre seine eigenen Nervenbahnen. Das bedeutet, dass Denkmuster, Verhaltensweisen oder Ansichten geprägt werden. Alle Informationen werden auf diesen Nervenbahnen gespeichert. Den Impuls gibt aber das Unterbewusstsein. Das unbewusste Etwas im tiefsten Inneren.

Ich lese gerade ein Buch über Feng Shui im Geist. Es überrascht mich, dass hier gar kein esoterischer Mist verbreitet wird, sondern Jahrhunderte altes Wissen. Dieses Buch beschreibt das Gehirn wissenschaftlich und versucht den so genannten *Geist* zu erklären. Was mich jedoch überrascht, ist die Tatsache, dass man vor etlichen von Jahren schon wusste, dass wir ein Unterbewusstsein haben und dieses durch Training positiv beeinflussen können.

Das Unterbewusstsein steuert unser gesamtes Verhalten. Man ging immer davon aus, dass der Mensch nicht in der Lage ist, sein Unterbewusstsein kontrolliert zu steuern. Jedoch gab es ziemlich viele Menschen, die die Wissenschaft lügen strafte. Beide Parteien sagen, dass das Unterbewusstsein nur durch das Steuern von Gedanken und der Analyse von Träumen ergründet werden kann.

Wenn wir also erfahren, was unser Unterbewusstsein verborgen hält, fühlen wir uns entweder besser oder schlechter und sind in der Lage diese Gefühle zu steuern.

Das bedeutet, dass unsere Vorfahren schon vieles wussten, was die heutigen Psychologen oder Wissenschaftler erst jetzt begreifen.

Klar ist natürlich, dass der Großteil der Menschen, ohne das Wissen über den Inhalt des Unterbewusstseins durchs Leben geht. Das ist auch gar nicht schlimm. Denn jede Handlung, gesagtes Wort oder Gefühl nehmen wir als selbstverständlich hin. Wir machen uns keine Gedanken darüber, warum ich jeden Tag meine Wäsche wasche oder dem Nachbarn nett „Guten Tag" sage.

Interessant wird es erst, wenn jemand Kritik an uns übt. Auf einmal scheint mein eigenes Verhalten nicht mehr gut genug und wir beginnen damit uns Gedanken darüber zu machen. Jetzt beginnt im Gehirn ein Prozess, welcher analysiert, ob mein Gegenüber Recht haben könnte. Es werden viele Nervenbahnen abgefahren und nach einem ähnlichen Ereignis gesucht.

Ich rede hier von Millionen von Kleinigkeiten, wie Wetter, Kleidung, Person, Tag, Zeit, Gefühl usw. All diese Informationen werden nun abgerufen und analysiert.

Es gibt nicht umsonst die Aussage „Schlaf mal drüber". Denn dieser Prozess benötigt Zeit.

Ich führe da immer gern das Beispiel eines Navigationsgerätes an. Nachdem ich eine Straße eingegeben habe, analysiert er die beste Route. Dabei greift das Gerät auf alle verfügbaren Straßen zurück.

Jetzt wurde ja Eingangs gesagt, dass jede Art des Denkens oder Handelns auf einer Nervenbahn abgespeichert wird. Ereignisse, Gesehenes oder Gefühle bilden ebenfalls eine eigene Nervenbahn. Stellen sie sich diese Nervenbahn wie eine Autobahn vor. Eine Spur führt nach Norden, die Andere führt nach Süden. Der Gedankenfluss funktioniert also in beiden Richtungen. Was ist aber, wenn für ein bestimmtes Ereignis keine Nervenbahn gebildet wurde?

Das Unterbewusstsein speichert alles, was für unser Leben wichtig sein könnte. Es steuert aber auch schlechte Erlebnisse oder Erfahrungen. Um diese schlechten Dinge nicht erneut zu erleben, werden Mechanismen entwickelt, welche schon Vorfeld verhindern sollen, dass so etwas noch mal passiert.

Beispiel: Nehmen wir an, sie sind 5 Jahre Alt und erleiden einen Verkehrsunfall. Sie saßen in dem Wagen ihrer Mutter, welcher frontal gegen einen LKW fuhr. Der Schutzmechanismus sorgt dafür, dass sie das Ereignis ganz schnell vergessen. Der große Teil der Menschen vergisst sofort danach. Das so genannte Black out.

Fortan leben sie mit ihrem Vater allein. Er gibt ihrer Mutter die Schuld an den Unfall und erklärt ihnen, dass er sie sowieso verlassen hätte.

All diese Informationen und noch viel mehr Einzelheiten sind jetzt in ihrem Kopf gespeichert. Die Angst, welche sie verspürten, als der Unfall geschah. Die Trauer über den Tod ihrer Mutter. Aber auch die negativen Äußerungen ihres Vaters, verbleiben in ihrem Gehirn.

Vielleicht steigen sie jahrelang nicht mehr in ein Auto, aus Angst, dass es wieder passieren könnte. In diesem Fall hat das Gehirn eine Nervenbahn gebildet, welche schon im Vorfeld dafür sorgen wird, dass sie in kein Auto einsteigen werden, um sie selbst vor dieser Angst zu schützen, welche sie mit 5 Jahren hatten.

Dieses Verhaltensmuster wird sich über die Jahre steigern. Denn ihre Erfahrungen mit dem Thema Auto sind gestiegen und sie wissen inzwischen genau, wie sie sich verhalten müssen, um kein Auto fahren zu müssen. Denn die Angst beginnt nicht erst, wenn man vor einem Auto steht. Dann ist es eigentlich schon zu spät. Die Angst ist da!

Nein, das Gehirn muss schon früher agieren, um diese Angst nicht aufkommen zu lassen. Das äußert sich etwa so: Sie sind zu einer Party eingeladen, welche ziemlich weit entfernt ist. Wie immer, nehmen sie den Bus dorthin. Ihr Gehirn weiß bereits, dass am späten Abend bestimmt jemand fragen wird, ob er sie Nachhause fahren darf.

Um nun nicht negativ dazustehen, weil man eine nette Geste ablehnt, sind die Verhaltensregeln schon im Vorfeld gesichert. Entweder gehen sie einfach ohne sich zu verabschieden oder sie erfinden eine Geschichte, um nur nicht darüber reden zu müssen. – alles unbewusst -

Jetzt überlegen sie mal, wie oft in ihrem Leben das Auto eine Rolle spielt? Wie viel Situationen auftreten, in denen sie diesem Ereignis aus dem Weg gehen müssen? Vielleicht fallen ihnen auf Anhieb auch gar nicht so viele ein. Vielleicht sehen sie dies auch ganz nüchtern: „Dann fahre ich eben kein Auto, na und?"

Es geht aber nicht nur um das Auto. Da kommen noch Gefühle, wie Hilflosigkeit oder Ausgeliefert sein dazu. Denn sie sahen hilflos zu, wie ihre Mutter starb und waren ihrem gefühlslosen Vater völlig ausgeliefert.

Und nun überlegen sie noch einmal kurz, wie viel Mühe es dem Gehirn machen muss, in allen Lebenslagen darauf zu achten, nicht in ein Auto zu steigen oder das Gefühl von Hilflosigkeit zu bekommen. Überlegen sie, wie viel Wege angelegt werden, um diese negativen Erlebnisse oder Gefühle nicht erneut zu erleben. Überlegen sie, wie viele Ereignisse es in ihrem Leben gab, in denen sie Hilflos oder sich ausgeliefert fühlten. Wie oft hatten sie Angst im Leben?

Das Gehirn legt bei jedem schlechten Ereignis oder Gefühl einen Umweg an, um eine Wiederholung zu vermeiden. Je mehr Zeit vergangen ist, je mehr Nervenbahnen, also Umwege. Je mehr Erfahrungen und je höher das Alter, je mehr Nervenbahnen.

Wenn ich dann an mein Unterbewusstsein möchte, muss ich alle diese Wege gehen, um ans Ziel zu gelangen. Ein mühevoller und anstrengender Weg.

Darum sagen viele Menschen, dass man sehr schnell wieder in ein Auto steigen sollte, um die Angst nicht zu manifestieren. Jetzt kann ich nachvollziehen, was damit gemeint ist.

Bei einem depressiven Menschen ist im Unterbewusstsein verankert, dass er ein schlechter Mensch ist. Alles was er sagt und tut ist schlecht. Diese Information wurde nun zum Bau der vielen Nervenbahnen genutzt. Welche Ereignisse, Gefühle oder Taten Auslöser waren, spielt jetzt keine Rolle mehr, denn es ist, wie es ist: Depressive fühlen sich als schlechte Menschen.

Der Grund dafür, wird erst bei der Therapie bzw. Heilung wichtig. Denn hier geht man mit dem Therapeuten oder Psychologen die vielen Nervenbahnen zurück, um andere Informationen für den Bau neuer Wege zu manifestieren.

Es wird also das Navigationsgerät analysiert. Denn es müssen neue Straßen eingegeben werden, um andere Routen planen zu können.

Eine depressive Person hat Millionen von Nervenbahnen, die darauf ausgerichtet sind, nicht das Gefühl von Schwäche, Angst oder Unterlegenheit zu verspüren. Denn ein Mensch braucht Bestätigung und Positives im Leben, um existieren zu können.

Das Gehirn oder besser gesagt, das Unterbewusstsein vermittelt nun 24 Stunden das Gefühl von „ich bin schlecht". Der Überlebenstrieb versucht diesem entgegen zu wirken.

Ein Wettkampf im Kopf beginnt. Beide wollen Straßen bzw. Nervenbahnen bauen. Der Eine zu meinem Nachteil und der Andere zu meinem Vorteil. Ein wirres Geflecht von Nervenbahnen entsteht.

Ein Beispiel für diese Verfahrensweise: Ich suche eine neue Arbeit und muss mich bewerben. Wir erinnern uns: „ich bin schlecht". Der Anfang beginnt damit, dass ich eine Bewerbung schreiben muss. Schon dieser einfache Entschluss führt zu einem Gewissenskonflikt. Nicht bewusst, aber er ist da.

Denn das Ergebnis ist, dass ich Wochen brauchen werde, um eine Bewerbung zu verfassen, dass weitere Zeit vergehen wird, bis ich mich auf eine Ausschreibung melden werde.

Diese Zeit wird mit Ausreden, wie „ich benötige besonderes Papier und Bewerbungsmappen" oder „es fehlte mir die Zeit" oder „die Zeitung hat nichts Passendes für mich gehabt" überbrückt. Die Ausweichmanöver sind sehr einfallsreich.

Doch das eigentliche Ziel ist es, mich nicht zu bewerben, um nicht eventuell eine Absage zu erhalten. Eine Absage bedeutet *Ablehnung*. Mit den Jahren wurden Nervenbahnen gebildet, welche schon im Vorfeld agieren. Eine Bewerbung bedeutet für mich:

„Kann ich überhaupt eine Bewerbung schreiben" entspricht dem Gefühl der *Angst* und *fehlender Mut.*
„Ich hab doch keine schönen Bilder" entspricht der Ansicht, dass ich *nicht hübsch* genug bin.
„Werde ich überhaupt eingeladen?" entspricht dem Gefühl des *schlechter Sein* oder dem *fehlenden Selbstwertgefühl.*

Diese Liste lässt sich in das unendliche weiterführen, denn das Ergebnis ist immer das Selbe! Um aber nicht diese negativen Gefühle, wie Angst, fehlender Mut und Selbstwert oder Hässlichkeit zu empfinden, dreht unser Gehirn die Dinge einfach um. Auf einmal sind wir zu hübsch und viel zu überqualifiziert! Wer uns bekommt, kann sich glücklich schätzen.

Um all dies umsetzen zu können, manipulieren wir unser Denken und unsere Umwelt. Wir sind in der Annahme, dass Menschen wie Mathematik sind. Wenn wir also etwas Bestimmtes tun oder sagen, reagiert unsere Umwelt darauf. Wir bilden uns ein, dies regeln zu können.

Die gesamten Ausreden, keine Bewerbung geschrieben zu haben, führt bei uns zu einem guten Gefühl. Denn mein Gegenüber glaubt mir! Ich gehe also davon aus, dass mein Gesagtes die Angelegenheit regelt und ich die Situation im Griff habe. Das klingt seltsam und doch logisch.

Manipulation ist ein wesentlicher Bestandteil im Leben eines Depressiven. Wir manipulieren und kontrollieren, um nichts dem Zufall zu überlassen. Dieses Gefühl ist vergleichbar mit Macht. Die Macht zu haben, andere Menschen und Situationen zu koordinieren, lenkt von dem *schlechten Menschen* in mir ab.

Mit diesen übertriebenen und irrationalen Einstellungen gehen wir durch die Welt und vermitteln Optimismus, wo garkeiner ist. Nur, wer uns, also die Depressiven sehr gut kennt, wird sehen, dass alles nur Fassade ist und Schwäche überspielen will.

Hört sich das für sie logisch an? Haben sie dieses Kapitel verstanden oder tun sie es als Blödsinn ab? Geben sie es zu, sie denken jetzt, dass das Wissen darum doch dafür sorgen kann, dass diese Einstellung ein Ende hat!

Zum einen muss ich Ihnen sagen, dass das Wissen darum nicht bedeutet, dass man begreift. Und das Zweite..... kann ich nur mit einer Gegenfrage beantworten: Kann ein Navigationsgerät eine Route mit Straßen vorgeben, welche gar nicht im System gespeichert sind?

Jetzt haben wir über die eine Seite des *schlechten Menschen* im Unterbewusstsein eines Depressiven gelesen. Jetzt kommt die andere Seite.

Wir haben eben gelesen, dass das Gehirn versucht schlechte Gefühle und Ereignisse im Vorfeld zu verhindern. Dies geschieht durch Raffinesse, Kombination und mit System. Wenn wir diese Struktur des Denkens erstmal verinnerlicht haben, wird sie auch *logisch* für uns.

Meine Therapeutin hat immer gesagt, dass alles einen Grund hat. Nicht jeder Grund ist so wichtig analysiert zu werden, aber es gibt immer einer Erklärung für alles. Wenn ich gereizt oder traurig bin, hat das einen Grund. Bin ich gut gelaunt und ist meine Stimmung ausgelassen, hat das auch einen Grund.

Hält ein negatives Gefühl über längere Zeit an, ist es wert, darüber nachzudenken. Schlechte Laune oder Reizbarkeit muss nicht sein und kann behoben werden. Doch leider beschäftigen wir uns viel zu wenig damit, sodass derartige Gefühle abgetan werden. Dieses abtun bedeutet aber auch, dass wir eine neue Nervenbahn bauen, welche dafür sorgt, das Gefühl zu ertragen. Auf eine lange Zeit gesehen, ist das schlecht für uns, da wir uns mit schlechten bzw. negativen Einflüssen arrangieren.

Das komische ist, dass die Suche nach dem Grund auch zu einer Besserung des Gemütszustandes führt. Denn mit dem

Wissen darum, bin ich in der Lage, den Auslöser zu Eleminieren bzw. zu beheben. Das Ergebnis bringt mir dann Freude und Zufriedenheit.

Wichtig ist aber auch, dass wir Gefühle zulassen. Wenn ich traurig bin, sollte ich auch traurig sein dürfen. Oft werden Tränen abgetan und als lächerlich abgestempelt. Jedes Gefühl sollte gelebt und akzeptiert werden, damit wir zufriedener sind. Denn es ist nicht schlimm ein Gefühl zu haben, aber fatal und gesundheitsschädlich, wenn wir es nicht erleben.

Depressive erleben kaum Gefühle. Je höher der Grad der Erkrankung, je weniger Gefühl ist im Spiel. Man könnte glauben, dass genau anders herum ein Schuh daraus wird, aber ich muss sie enttäuschen. Wenn ihr Partner oder Freund vor ihnen weinend zusammenbricht, denken sie, dass er traurig oder verletzt ist? Zum einen stimmt das auch, aber zum anderen spielt das Gehirn hier etwas vor, um die Situation gut zu meistern.

Mein Verhalten und das Darstellen von Gefühlen waren vor der Feststellung bzw. vor dem Begreifen der Krankheit rein mechanisch. Wenn ich Blumen bekam, war es für mich klar, dass ich Freude demonstrieren muss, um meinen Gegenüber nicht zu verärgern. Wenn jemand weinend vor mir saß, war klar, dass ich Mitleid und Verständnis zeigen muss. Das hört sich hart an, beschreibt jedoch mein Vorgehen genau.

Jetzt werden einige Depressive sagen, dass dieses Verhalten überhaupt nicht auf sie zutrifft und nicht verallgemeinert werden kann. Für die Zweifler unter ihnen werde ich das auch noch begründen.

Der Urgedanke, also das Unterbewusstsein, gibt täglich den Impuls, dass ich ein schlechter Mensch bin. Entsprechend muss ich Tag ein und aus daran arbeiten, dass meine Umwelt mich mag. Das geht nicht, wenn ich Gefühle zulasse. Denn Gefühle sind unkontrollierbar und können nicht eingeschätzt werden. Jedoch ist die Einschätzung meiner Umwelt von äußerster Wichtigkeit, um selbst nicht ein negatives Gefühl zu bekommen.

Situationen, welche nicht kontrollierbar sind, führen zu einem nicht kalkulierbaren Ergebnis und das könnte eventuell negativ für mich sein, also lasse ich keine unkontrollierbaren Handlungen zu.

Natürlich bin ich nicht auf die Welt gekommen mit dieser Erkenntnis. Erst bei der Therapie erkannte ich diese Vorgehensweise. Denn es war anfangs nicht möglich Gefühle zu zeigen. Auch hat es Wochen gedauert, bis ich mich überhaupt auf das Sofa legen konnte. Denn zu liegen und meinem Gegenüber nicht im Blickfeld zu haben, bedeutete, dass ich die Situation nicht kontrollieren kann. Ich konnte nicht sehen, ob meine Therapeutin Grimassen zieht oder Zeitung liest. Denn der Urgedanke ist: Ich bin ein schlechter Mensch und niemand kann mich leiden.

Mit dieser Erfahrung begriff ich, dass ich eigentlich gar nicht weiß, was Freude oder Zufriedenheit ist. Wie fühlt sich ein Mensch, wenn er stolz ist? Oder was bedeutet Liebe wirklich?

Dieser Prozess führte dazu, dass ich lernte, bestimmte Gefühle zuzulassen. Das Gefühl des *Verletzt seins* ist das Schlimmste aller Gefühle. Denn es führt zu Hilflosigkeit und Trauer. Und dabei war ich doch Jahrzehnte damit beschäftigt dem Gefühl der Hilflosigkeit aus dem Weg zu gehen. Wir erinnern uns an das Navigationsgerät.

Bis heute bin ich nicht in der Lage diese Gefühle auch auszuleben. Es gibt zwar bestimmte Ansätze. Auch kann ich mich für Minuten damit auseinander setzten, aber dann kommt die Realität wieder und ich verlasse den Pfad.

Auf einmal schießen andere Gedanken in meinem Kopf und ich bin abgelenkt. Es bedarf also ewige Übung und Disziplin, sich mit sich selbst auseinander zu setzten.

Im Zuge der Therapie erkannte ich, dass ich eigentlich kein Gefühl bewusst erlebte. Ich konnte es beschreiben und erklären, aber erleben konnte ich es nicht. Ein Gefühl ist im Bauch oder Körper zu spüren. Ein Gedanke nur im Kopf. Es war ungefähr so, als würde ich eine Mathematikaufgabe erklären.

Abgesehen von der Variante zukünftige negative Gefühle zu vermeiden, war das Verhindern von Blamieren ein ganz wichtiger Faktor. Ich dachte vor jeder Handlung und jedes Wort, darüber nach, was mein Gegenüber davon hält. Kleidung suchte ich nach dem Tagesablauf aus. Musste ich zu meinen Eltern, konnte ich eine Jeans anziehen. Wollte ich zu Freunden, zog ich immer meine neuste und teuerste Kleidung an.

Ich redete mir ein, dass ich weiß, was mein Gegenüber von mir erwartet. Ich versuchte es meiner Umwelt immer Recht zu machen. Ich formte mir meine eigene Weltanschauung. Zu der Angst der Blamage kamen noch der Neid und das Minderwertigkeitsgefühl.

Mir war es peinlich mit einem alten Auto zu Bekannten zu fahren, wenn diese ein tolles Haus und einen fabrikneuen Wagen fuhren. Ich produzierte mich durch Angabe, Allwissenheit und entschuldigte mich für minderwertige Dinge. Diese Fassade aufrecht zu erhalten, erforderte enorme Energie, Kraft und die Fähigkeit Gefühle zu vermeiden.

Das systematische Vorgehen kostete so viel Zeit, sodass ich meine Energie nicht mit unkontrollierbaren Dingen, wie Gefühle vergeuden konnte. Die Schilderungen klingen hart. Jedoch beschreiben sie genau das, was ich im Zuge der Therapie feststellte. Ich war über all die Jahre hart zu mir selbst und war Geisel meines Unterbewusstseins.

Genauso, wie ich versuchte negative Gefühle zu vermeiden, sorgte ich mit genau derselben Energie dafür, dass es mir schlecht ging. Ich gab alles, um mich selbst zu schädigen bzw. die Gefühle zu erlangen, welche ich über Jahrzehnte zu unterdrücken versuchte.

Nehmen wir erneut das Beispiel der Bewerbung: Zum Einen weigere ich mich, die Bewerbung zu schreiben, um negative Gefühle zu vermeiden. Jedoch führt genau diese Handlungsweise dazu, mich selbst zu schädigen. Eine neue Arbeit bedeutet nicht nur, dass ich mich im Berufsleben wiederfinde sondern auch eine Verbesserung der Haushaltskasse.

Wenig Geld bedeuten Schulden oder einfach nichts ausgeben. Da mein Leben aber auf Ansehen und das Vorgaukeln einer erfolgreichen Frau aufgebaut ist, bleiben nur die Schulden. Hinzu kommen die ewigen Diskusionen mit dem Partner, der darauf drängt endlich Geld zu verdienen. Entsprechend schädige ich mein Ansehen, meine Bonität und verschlechtere die Ehe.

Meine Therapeutin sagte mal zu mir, dass ich als Kind nicht die Geborgenheit und Sicherheit bekam, welche ich brauchte. Auch wurde mir kein Selbstbewusstsein vermittelt, was Stärke und Mut mit sich brächte. Jedoch suchte mein Unterbewusstsein immer wieder diese Eigenschaften bzw. Gefühle, welche ich als Kind vermisste.

Als ich meinen Mann kennen lernte, gab er mir das Gefühl sicher und immer für mich da zu sein. Ich war selbstständig, hatte ein tolles Kind, wir besaßen zwei Autos und ein Motorrad und wir hatten unser Haus mit Garten. Alles schien perfekt. Doch es kam alles anders.

Über Jahre arbeitete ich daran, all das zu zerstören, nur um das Gefühl der Abhängigkeit und Geborgenheit zu erfahren. Mit meinem Mann sah mein Unterbewusstsein die Chance gekommen, sich endlich fallen zu lassen. Ich sorgte dafür, dass ich meine Selbstständigkeit aufgeben musste. Schulden wurden größer und ich bekam meinen Zusammenbruch.

Noch heute bin ich verheiratet und glücklich mit meinen Mann. Gut, wir haben Schulden und auch keine zwei Autos mehr, aber ich dürfte die Erfahrung von Geborgenheit und Sicherheit machen.

Häufig stehen Angehörige und Freunde vor einer kranken Person und verstehen die Welt nicht mehr. Gedankengänge können nicht nachvollzogen werden. Die ständigen Wechsel von überschwänglicher Freude zu völliger Niedergeschlagenheit machen die Angehörigen hilflos und machtlos. Vielleicht hilft es ihnen, nach diesem Kapitel, die Logik der kranken Person zu erkennen.

Bitte bedenken sie, dass hier nicht die Logik eines gesunden Menschen gemeint ist, sondern die Denkstruktur einer depressiven Person. Vielleicht merkt der Betroffene es gar nicht und wiegelt ab, aber sie als Angehöriger können diese Art des Denkens bestimmt erkennen und unterstützend einwirken.
Die Nervenbahnen sind also keine Einbahnstraßen. Man kann hin und her fahren bzw. denken. Gibt das Unterbewusstsein den Impuls, dass ein schlechtes Gefühl kommen könnte, wird ein Abzweig genommen, um diese Straße nicht zu befahren. Jedoch kommt an der nächsten Kreuzung wieder der Impuls und wir drehen wieder um. Ein depressiver Mensch fährt ständig im Kreisverkehr und findet nicht die richtige Ausfahrt.

9. Kapitel
„Freundschaften und Depression funktionieren nicht"

Ja, die Freundschaften bei einem psychisch kranken Menschen gehören in ein eigenes Kapitel.

Nirgendwo anders, zeigt sich die Sucht nach Anerkennung so deutlich, wie im näheren Umfeld. Der ewige Wunsch im Mittelpunkt zu stehen und das Lob muss auch immer größer ausfallen, als bei jeder anderen Person. Männer würden auch „zickig" dazu sagen.

Angehörige von Depressiven wissen genau, was jetzt kommt. In der Regel läuft es immer gleich ab: Erst sind sie Feuer und Flamme für eine Person und möchten am Liebsten noch mit den Anderen zusammen ziehen und möglichst alles gemeinsam machen. Auf einmal, so scheint es jedenfalls, ist alles vorbei und der ach so geliebte Freund wird zum Feind.

Nicht selten stehen die Angehörigen dann da und wissen nicht, was passiert ist. Auch auf eine Nachfrage hin, erhalten sie in der Regel immer dieselbe Antwort: „Das war ja klar, dass so was passieren wird. Sie war ja schon immer so, wollte aber nicht auf mich hören". So oder so ähnlich klingen dann die Antworten. Manchmal wird auch ein lapidares Ereignis so hoch gespielt, dass ein Außenstehender den Verlauf gar nicht nachvollziehen kann.

Doch was ist genau passiert? Wieso änderte die kranke Person auf einmal seine Meinung?

Depressive wirken oft stark und dominant. Entsprechend freuen sie sich Menschen kennen zu lernen, welche ebenfalls stark und dominant durchs Leben gehen. Jedoch ist nicht Jeder, welcher dominant und stark scheint auch gleich depressiv. Also, sind es starke Persönlichkeiten mit festen Grundsätzen, Prinzipien und einem guten Selbstbewusstsein.

Anfänglich schwärmt also ein Depressiver von der Person, weil diese –so denkt der Kranke- ihm endlich die Stirn bieten kann.

Dazu muss ich sagen, dass sich depressive Menschen häufig für Allwissend halten und meinen, dass sie stark genug für Fünf sind. Sie bilden sich ein, dass es keine Menschen gebe, welche ihnen das Wasser reichen können. Denn was sie schon alles erlebt haben und vom Wissen ganz zu schweigen, soll erstmal einer nachmachen. Entsprechend sind Mitmenschen häufig nur schwache Geschöpfe in den Augen eines Depressiven.

Wenn man jedoch die Vergangenheit einer kranken Person genauer betrachtet, ist diese Ansicht kein Wunder. Über Jahre hinweg stellt sich der Depressive in den Mittelpunkt, um die Anerkennung zu bekommen, welche er braucht. Dies geht einher mit Besserwisserei, Arroganz und Ignoranz der Umwelt. Je mehr diskutiert wird, je schneller gibt der Gesprächspartner eines Depressiven auf.

Über die Jahre entwickelte sich eine gewisse Ignoranz gegenüber dem Gesagten eines psychisch Kranken. Denn die Aussicht auf ein erfolgreiches Gespräch gibt es nicht. Entsprechend lässt die Umwelt dem Depressiven gewähren, um seine Ruhe zu haben.

Diese Haltung führt bei dem Kranken zu der Einsicht, dass sich keiner traut was zu sagen und denkt, schlauer zu sein. Selbst bei Diskussionen hat ein Mensch, mit einer anderen Meinung kaum eine Chance. Entsprechend werden keine Diskussionen mehr geführt oder dem Kranken einfach Recht gegeben.

All diese Verhaltensweisen, welche sich über die Jahre entwickelt haben, führen zu der Einstellung: Ich bin der oder die Beste!

Damit will ich nicht sagen, dass sie, als Angehöriger oder Freund, schuld am Krankheitsverlauf sind. Am Anfang merkt kein Mensch, was hier vor sich geht. Alle Beteiligten nähern sich langsam und ohne Hintergedanken dieser Verhaltensweise. Sie schleicht sich einfach ein. Niemand kann das verhindern.

Natürlich ist das Verhalten eines Depressiven auf Veranstaltungen immer ganz lustig, denn er sorgt für Stimmung. Seine Beiträge gehen manchmal unter die Gürtellinie, aber das stört kaum Einen. Auch fällt es keinem Menschen auf, dass sich ein Kranker viele Dinge gar nicht getraut, die er in großer Runde immer anpreist. In der Regel delegiert ein Depressiver nämlich lieber, um nicht selbst zur Zielscheibe zu werden oder sich der Angst stellen zu müssen.

Ist das Zugeteilte dann nicht zu seiner Zufriedenheit ausgeführt, ist es doch viel einfacher darüber Kritik zu üben, als selbst Kritik einstecken zu müssen. Das gesamte Verhalten hat Methode, wenn man es genauer betrachtet.

Denn Depressionen verlaufen immer in einem Kreislauf: Der negative Grundgedanke muss bedient werden. Jedoch sorgt unser Überlebenstrieb für ein positives Lob oder Feedback. Zum einen sorgt der Kranke für ein negatives Wort, um die Krankheit zu nähren und zum anderen will er kein negatives Wort, um den Überlebenstrieb zu bedienen. Doch beides führt dazu, dass sich ein Depressiver schlecht fühlt.

Ein schlechtes Wort führt zu einer Missstimmung und schürt die Einstellung, dass er sowieso nichts wert ist. Mit einem positiven Wort kann der Kranke jedoch nicht umgehen und wandelt es in seinem Kopf ins negative. Denn sein innerer Kern ist davon überzeugt, dass er schlecht ist, also kann das gesagte positive Wort nicht stimmen.

Wenn nun jemand laufend etwas Gutes zu dem Kranken sagt, wird dieser dafür sorgen, dass diese Person nichts Gutes mehr sagen kann. Er wird sie enttäuschen oder entgegen der guten Meinung agieren.

Ein Beispiel: Nach meinem Klinikaufenthalt hatte ich zwei Personen an meiner Seite, welche mir stets zuhörten und auch Hilfestellung gaben. Zum einen waren da mein Mann und zum anderen meine Tante. Beide Personen nahmen mich, wie ich bin ohne Fragen zu stellen.

Nach einer Weile, nachdem ich bemerkte, dass mich tatsächlich Menschen mögen, versuchte ich, diese Beziehungen zu manipulieren bzw. dafür zu sorgen, dass die betreffenden Personen nicht mehr so gut über mich sprachen. Ich suchte regelrecht nach Maßnahmen, welche zu einer negativen Einstellung führen.

Beauftragte mich also mein Mann gewisse Dinge zu erledigen, machte ich sie einfach nicht. Das Sexualleben war auf dem Tiefpunkt und ich war ständig launisch. Ich beschuldigte ihn sogar für Dinge, welche er gar nicht gemacht oder gesagt hat.

Meiner Tante gegenüber erwähnte ich Themen, wo ich genau wusste, dass sie böse reagiert. Ebenso suchte ich in meinem Kopf immer wieder nach negativen Ansichten von ihr.

Kurzum, ich sorgte dafür, dass mich die Menschen, welche mir immer treu zur Seite standen, einfach nicht mehr mögen. Das gelang mir natürlich nicht!

Das hatte zwei Gründe: Ich war stets bemüht zu reden. Das bedeutet, dass ich beide Personen darüber informierte, was sich in meinem Kopf abspielte und ich vorsätzlich schlimme Dinge tun will. Zum anderen wussten Beide, dass nicht die wahre Person diese Dinge anstellte oder sagte, sondern die kranke Person.

Die Krankheit sieht die Gefahr, welche von der Liebe der Angehörigen ausgeht. Sie weiß, dass hier der Schlüssel zur Heilung liegt und versucht alles, dass diese Hilfe nicht angenommen werden kann.

Depressive scharen immer schwache oder mit der Krankheit eingespielte Menschen um sich. Starke Persönlichkeiten wären in der Lage, die tatsächliche Person zu sehen und das stellt eine Gefahr für die Krankheit dar.

Menschen, mit nicht so einen ausgeprägten Selbstbewusstsein himmeln eine depressive Person an. Denn sie versteht es, sich ins Rampenlicht zu stellen, hat auf alles eine Antwort und scheint so gebildet bzw. erfahren zu sein. Hilfe suchend wenden sich solche Personen an Depressive. Natürlich steht der Kranke sofort zur Seite, denn er bekommt sein Lob und die Anerkennung. Außerdem wird seine Einstellung bestärkt „Ich bin der oder die Beste".

Trotzdem sehnt sich diese Person nach einem Gegenüber, der ihm mal was erzählen kann und mehr zu wissen scheint. Denn eigentlich möchte ein Depressiver geführt werden. Klingt komisch, ist aber so.

Somit ist es nur natürlich, dass die kranke Person sofort Feuer und Flamme für eine selbstbewusste Persönlichkeit ist. Jedoch hält diese Beziehung nicht lang.

Der gesunde Mensch merkt schnell, dass der Depressive ständig im Mittelpunkt stehen will und keine andere Meinung, neben seiner eigenen, zulässt. Rücksicht und Anteilnahme sind ebenfalls ein Fremdwort für ihn. Die dominante Person wird natürlich nicht zögern, dies auch kund zu tun und wird damit den Stein ins Rollen bringen.

Der Kranke kann natürlich mit Kritik nicht umgehen und setzt in seinem Gehirn ein Mechanismus in Gang. Dieser sorgt dafür, dass der geliebte Mensch auf einmal gar nicht mehr der Tolle ist und muss aus seinem Leben verschwinden. Von einem Tag auf den anderen, wird die Freundin oder der Freund verschwunden sein ohne dass es jemand versteht.

Die Grundgedanken sind: „Ich bin ein schlechter Mensch", „Keiner mag mich", „was mache ich nur falsch" oder „niemand möchte etwas mit mir zu tun haben".

Lerne ich nun eine Person kennen, welche mich zu mögen scheint, freue ich mich darüber. Zum einen bekomme ich meine Anerkennung und zum anderen denke ich, endlich einen Gesprächspartner gefunden zu haben, der auf einigen Gebieten mehr weiß, wie ich.

Lange Gespräche bestätigen meine Vermutung und ich sehe in meinem Gegenüber einen Verbündeten. Doch meine Krankheit ist immer noch gegenwärtig und will bedient werden.

Erst einmal verschone ich meine neue Freundin oder Freund, weil ich ja so glücklich bin, jemanden gefunden zu haben. Jedoch in allen anderen Gebieten meines Lebens schreitet die Krankheit voran und sucht nach Negativen.

Habe ich einen schlechten Tag erlebt und viel subjektives Schlechtes empfunden, sehne ich mich danach, etwas Positives zu erleben. Für diesen Zweck gibt es doch eine Freundschaft, denke ich mir und rede mit der betreffenden Person. Diese wird mir natürlich nicht Recht geben, denn sie erkennt sofort die subjektive Empfindung von mir und wird Kritik üben bzw. Vorschläge unterbreiten.

Dieses ganz normale Verhalten führt bei mir zu einem Desaster! Denn ich glaube daran etwas Negatives erlebt zu haben und erwarte Hilfe von meiner Freundin. Völlig unbegründet fühle ich mich angegriffen und missverstanden.

Es ist ungefähr so, als wenn mir gesagt wird, dass ich ein schlechter Mensch bin und zu nichts zu gebrauchen bin. Manchmal spitzt sich die Lage so zu, dass ich glaube alles falsch gemacht zu haben und mich keiner mag. Dieser Mechanismus geht einher mit tiefer Enttäuschung über meine Freundin.

Sofort beginnt mein Überlebenstrieb sich zu melden und ich gehe auf Abwehr. Auf einmal bin ich wieder die starke Persönlichkeit und lasse keine Kritik zu. Ich rede mein Gegenüber in Grund und Boden, sodass meine Freundin entnervt geht. Der Rest erklärt sich von allein. Das war es dann mit der Freundschaft und ich werde nie wieder mit dieser Person zusammen treffen.

Wo andere ganz normal mit umgehen, ist für mich eine Tortur. Es ist mir unmöglich Beziehungen zu führen, welche Verständnis, Anerkennung und Disziplin erfordern. Demnach hatte ich nie eine feste Freundin in meinem Leben, weil sich Keiner dieses Verhalten auf Dauer anschaut und mitmacht.

Sie bekommen bestimmt den Eindruck, dass sie machen können, was sie wollen und doch nie zum Ziel mit einer depressiven Person kommen. Da haben sie Recht!

Ein Angehöriger oder Freund kann dieses Verhalten nicht ändern oder abstellen. Auch ist es dem Kranken nicht vergönnt diese Eigenschaften zu ändern. Denn ihm ist es nicht bewusst. Er glaubt an alles, was er sagt und glaubt, dass sie lügen und ihm nur was Böses wollen. Werden sie sich also klar darüber, dass sie der betreffenden Person nicht helfen können.

Nur der Depressive selbst kann sich helfen. Erst wenn er die Einsicht hat, krank zu sein, wird er sich Hilfe suchen und dann ist eine Hilfe durch Angehörige und Freunde möglich. Solange jedoch der Kranke nicht begreift, dass er krank ist, wird sich sein Verhalten immer noch steigern. Sie denken, dass geht doch gar nicht? Aber ganz bestimmt!

Aber auch dann ist eine Hilfestellung von Seiten der Angehörigen begrenzt. Denn die Depression hat eine Ursache, welche durch fachmännische Hilfe gefunden werden muss. Es genügen keine Medikamente oder ein paar Gespräche beim Arzt. Dies erfordert einen langen Prozess der Heilung. Und was ganz wichtig ist: Der Betroffene muss bereit sein, über seine Krankheit zu reden. Erst dann ist es den Angehörigen möglich, Hilfestellung zu geben und die Strukturen festzulegen. Aber hierzu werde ich in einem anderen Kapitel noch näher darauf eingehen.

Es gibt aber auch etwas Trauriges über die Freunde zu sagen. Denn nicht Jeder kann mit dieser Krankheit umgehen und scheitert an seiner eigenen Logik. Ich selbst habe einige Freunde verloren.

Nachdem meine Diagnose feststand, informierte ich mein näheres Umfeld darüber und klärte sie über die Symptome auf. Es waren tolle und verständnisvolle Gespräche. Doch leider stellte sich heraus, dass meine sogenannten Freunde damit nicht umgehen konnten. Sie zogen sich zurück.

Für sie war es nicht verständlich, dass ich mich nicht meldete, obwohl ich es jeden Tag vorhatte. Auch wurde meinem Mann kein Verständnis entgegen gebracht, weil er sich aufopferungsvoll um mich kümmerte. Wir fanden diesen Umstand sehr schade, denn wir haben Aufklärung betrieben und hofften auf Entgegen kommen. Doch leider glaubten uns die Anderen nicht und unterstellten uns Vorsatz.

Die größte Enttäuschung dabei ist das fehlende Vertrauen. Sie glaubten meinen Worten nicht und unterstellten mir, mich hinter der Krankheit zu verstecken. Eigentlich schade und dennoch sehr lehrreich. Denn wir erkannten, wer wirklich unsere Freunde waren und sind sehr glücklich darüber.

Selbst, wenn ein Freund oder Angehöriger nicht damit umgehen kann, ist dies kein Grund sich zu distanzieren. Denn alle Beteiligten müssen lernen damit umzugehen. Wenn ich den Betroffenen mag und ihm vertraue, dann sollte ich auch glauben, was er sagt. Anders herum sollten sie, als Angehöriger oder Freund, auch so ehrlich sein und erklären, dass sie Schwierigkeiten mit dem Umgang haben. Denn Ehrlichkeit, ist die beste Medizin!

10. Kapitel
„Die Partnerschaft mit einem Depressiven"

Der Partner einer depressiven Person hat bei weitem die größte Last zu tragen. Er erlebt hautnah, wie verkorkst das Verhalten eines psychisch Kranken so ist. Ihm gilt mein ganzes Verständnis und Lob auf das Durchhaltevermögen. Kein Mensch sonst, in der Umwelt eines Depressiven, weiß mehr über den Kranken, als die Partnerin oder der Partner.

Aber trotzdem kann er damit nicht umgehen und versteht fast gar nichts. Denn das, für einen gesunden Menschen, unlogische Verhalten, bringt nur Unverständnis, Wut und Misstrauen. Eine psychisch kranke Person wirkt unnahbar und kalt. Gerade diese Verhaltensweise führt beim Partner zu Irritation.

Das Komische dabei, gerade wegen der aufgeschlossenen Art, dem Humor und dem Optimismus, haben sie sich in diese Person verliebt. Die Person wirkte so stark und mutig und sie glaubten mit ihr alles schaffen zu können. Und auf einmal mögen sie den Humor, den vorgespielten Optimismus und die übertriebene Lebensfreude nicht mehr. Denn sie haben gemerkt, dass nichts bei ihrem geliebten Menschen ein Anfang oder ein Ende hat. Nichts können sie im Vorfeld planen, da sie nie genau wissen, was heute passieren wird.

Es besteht auch noch ein Unterschied zwischen einer betroffenen Frau oder betroffenen Mann. Männer mit Depressionen ziehen sich häufig zurück und leiden nach innen. Frauen dagegen sind die Extrovertierten unter den Depressiven. Selbstverständlich bestätigen Ausnahmen die Regel. In der Klinik lernte ich viele Männer kennen, welche einen Burn out erlitten oder unter Depressionen Leideteten.

Es dauerte lange, bis sie sich öffneten und redeten. Bei diesen Gesprächen ging es vielmehr um eine Erklärung für Gefühle, welche jetzt auftreten, die man sich nicht erklären konnte.

In Gesprächen mit Frauen wurde meist über die Vergangenheit gesprochen. Das man es doch hätte merken müssen und so etwas. Männer haben Schwierigkeiten die Tatsache zu akzeptieren, dass sie krank sind. Frauen dagegen akzeptieren schnell. Ruhen sich aber auch gern auf dieser Diagnose aus.

Der Partner merkt meist zuletzt, dass etwas nicht stimmt. Denn das Verhalten des Betroffenen verändert sich langsam und schleicht sich ein. Wenn sie Jemanden lang nicht gesehen haben, fällt ihnen eine Veränderung sofort auf, da in ihrem Gedächtnis eine andere Person vorhanden ist. Beim Partner ist es anders. Sie sehen ihn jeden Tag und nehmen Veränderungen erst wahr, wenn sie an der Tagesordnung sind.

Anfängliche schlechte Laune, wird abgetan, indem sie auf die Arbeit oder einem Streit zurückgeführt wird. Der Befehlston wird auf die Neckerei oder „zu der Person gehörig" geschoben. „Sie meint es ja nicht so" sind häufige Ausreden.

Seltsam ist, dass ein Betroffener oft selbst von sich meint, dass er sich häufig im Ton vergreift und es dann bereut. Auch sagt er, dass er von Grund auf Ehrlich ist und die meisten Menschen damit ein Problem hätten. Diese Selbsteinschätzung beeindruckt die Umwelt, weil nicht jeder in der Lage ist, immer das zu sagen, was er denkt. Dass es sich dabei lediglich um fehlende Anteilnahme oder fehlendes Selbstwertgefühl handelt, wird nicht erkannt.

Ein weiterer Vorteil einer kranken Person liegt in der Fähigkeit, dem Anderen ein schlechtes Gewissen einreden zu können und zu vermitteln, dass er nicht gut genug für den Betroffenen ist. Gerade der Partner hat ständig das Gefühl, dass er nichts richtig macht. Diese Vorgehensweise verhilft dem Kranken dazu, aus jeder Situation gut raus zukommen und nicht als Schuldiger dazustehen. Kritik wird umgewandelt: „ich hätte das nicht gesagt, wenn..." oder „wenn du mehr im Haushalt machen würdest, dann...". Wahrscheinlich kommen ihnen diese Sätze bekannt vor.

Eine Diskussion mit einem Depressiven zu führen, grenzt an Wahnsinn oder Leichtsinn. Nur ganz starke Persönlichkeiten haben den Mut, dieses Gespräch abzubrechen oder zu beenden ohne eine Klärung herbei zu führen.

Eine Ehe durchläuft mehrere Stufen, wenn es einen Betroffen gibt. Gehen wir einmal davon aus, dass die betroffene Person eine Frau ist. Der Mann lernt eine wundervolle, dynamische, fleißige und etwas dominante Frau kennen. Er ist begeistert, von dem Lebensmut und Durchhaltevermögen. Sie verlieben sich und heiraten.

Die erste Zeit verläuft gut. Die gelegentlichen Anfälle, wenn sie nicht ihren Willen bekommt, werden als zickig abgetan. Der anfängliche Drang auf Unternehmungen verschwindet auch langsam. Der Mann genießt es, dass die Frau ihn verwöhnt. Sie kocht, wäscht und erfüllt ihm Wünsche im Bett. All diese Eigenschaften findet er toll und er glaubt, seine Traumfrau gefunden zu haben.

Er bemerkt nicht, dass der Wunsch zum Verwöhnen vom kleinen grünen Männchen kommt und die Sucht nach Anerkennung ist. Ebenso spielt eine Rolle, dass eine depressive Frau ihrer Umwelt immer gefallen will, darum liest sie ihm alle Wünsche von den Lippen ab.

Doch der Alltag kommt und die ausgelassenen Abendessen mit anschließendem Verwöhnprogramm will der Mann nicht andauernd haben. Auch wird langsam der Tatendrang seiner Frau lästig. Er bemerkt, dass sie nie zur Ruhe kommt und ständig etwas auszusetzen hat. Anfänglich denkt er noch, dass irgendwas los sein muss, denn so kennt er sie ja gar nicht. Also werden Gespräche geführt.

Diese Unterhaltungen werden aber auch irgendwann nervig, da sie zu keinem Ergebnis führen. Der Mann merkt schnell, dass stets er der Schuldige ist und versucht Diskussionen aus dem Weg zu gehen.

Die Lage spitzt sich zu. Denn auf Veranstaltungen, in Verbindung mit Alkohol, wird seine Frau immer nerviger und Aufdringlicher. Es werden Diskussionen mit Anderen geführt und irgendwann wird sie aggressiv. Freundschaften meiden sie, weil der Umgang mit ihrer Frau nicht ausgelassen sein kann. Jedes Wort muss mit Bedacht gesagt werden, um eine Eskalation der Situation zu vermeiden.

Sie wollen nach dem Feierabend schon nicht mehr Nachhause. Einladungen werden dankend abgelehnt, um sich nicht zu blamieren und sie öffnen die Wohnungstür mit dem Gedanken „wie ist sie wohl heute drauf?". Denn sie erleben gute und schlechte Tage. Ein anfänglich guter Tag kippt ohne ersichtlichen Grund in einen schlechten und sie wissen nicht warum.

Der Mann wird alles unternehmen, um die Frau wieder milde zu stimmen und sucht wahrscheinlich erstmal bei sich selbst. Jeder gute Tag wird gefeiert, als wäre ein Wunder geschehen. Diskussionen werden nicht mehr geführt, um Streit zu vermeiden. Der Mann gibt der Frau Recht, um seine Ruhe zu haben. Dinge werden erledigt, obwohl es gar nicht seine Aufgabe ist.

In diesem Stadium haben sie eigentlich nichts mehr zu verlieren, denn dann ist die Krankheit schon so ausgeprägt, dass es ihnen nicht mehr gelingen wird, etwas zu ändern. Das Schlimme daran, sie haben mitgeholfen! Nicht weil sie es wollten, sondern weil sie ihre Frau dazu getrieben hat. Auch spielt der natürliche Instinkt eines Menschen eine große Rolle. Denn jeder Mensch ist von Natur aus Harmoniesüchtig.

Der Mann hat das so genannte „Co-Verhalten" angelegt. Es ist vergleichbar mit einem Angehörigen von einem Alkoholiker oder Schläger. Das Umfeld wird angelogen, um nicht auf das Problem aufmerksam zu machen. Missetaten des Alkoholikers werden runter gespielt, um Diskussionen zu vermeiden. Ein blaues Auge wurde dann mal eben durch eine zufallende Tür verursacht. Hinzu kommt die Scham über das Verhalten des Partners.

Wir Menschen denken, dass wir doch Helfen müssen und können. Die Hoffnung in uns sagt „es wird schon alles gut und er wird es irgendwann verstehen". Doch das ist ein Irrtum! Denn die Angehörigen und Freunde sind diejenigen, welche die Krankheit vorantreiben. Wir alle geben der Krankheit den Nährboden. Erst wenn die Angehörigen die Krankheit akzeptiert haben, wird sich etwas ändern.

Es spielt dabei keine Rolle, ob es sich um einen Alkoholiker, Drogensüchtigen oder psychisch kranken Menschen handelt. Bei allen handelt es sich um ein bestimmtes Handlungs- oder Denkschema, welches bedient werden muss. Bekommt ein Alkoholiker bei seiner Frau keinen Alkohol mehr, geht er woanders hin. Ein Drogenkranker besorgt sich seine Drogen auch nicht im Supermarkt. Der psychisch Kranke wird immer versuchen, seine Krankheit zu nähren, auch wenn er darunter leidet.

Fragen sie ihren Betroffenen, ob er es ihm leichter fällt zu verdrängen, dass er krank ist oder sich doch lieber jeden Tag damit auseinander setzt. Die Antwort ist klar, denn die Nervenbahnen sind da und es bleibt ihm nichts anderes übrig, als diese Straßen zu befahren, denn es gibt noch keine Neuen. Wenn sie die Wahl hätten, ob sie eine gut ausgebaute Autobahn oder lieber einen Feldweg mit vielen Schlaglöchern befahren wollen, werden sie sich garantiert nicht für den Feldweg entscheiden.

Denn diese Variante bedarf Aufmerksamkeit, dauert viel länger und beschädigt wahrscheinlich noch ihre Stoßdämpfer. Eine depressive Person muss sich jeden Tag dazu zwingen den Feldweg zu nehmen, um nicht wieder von vorn beginnen zu müssen. Immer begleitet von dem Bewusstsein und den ständigen Fragen: „werde ich das schaffen?", „wird mein Partner bei mir bleiben?", „was passiert, wenn ich versage?"

Ein ganz wichtiger Aspekt in einer Partnerschaft ist der Sex. Anfänglich genießen beide Parteien die schönen Stunden und schwören darauf, dass das nie aufhört. Natürlich wird es weniger, wie in jeder Beziehung. Doch das Sexualleben eines Betroffenen gestaltet sich meist noch anders. Die Dominanz wird zu Beginn gern hingenommen, im Laufe der Zeit aber als lästig empfunden. Denn der Andere hat auch mal das Bedürfnis seinen Partner zu verwöhnen.

Doch ein Betroffener wird niemals die Kontrolle abgeben. Sollten sie sich dennoch etwas einfallen lassen, wird ihr Partner entweder aggressiv, albern oder krank. Denn unkontrollierte Situationen sind für Depressive nicht zu bewältigen. Ist die kranke Person alkoholisiert oder steht unter Drogen, erkennen sie sie nicht wieder.

Vergessen sie nicht, ein Betroffener will zum einen seine Sucht nach Anerkennung befriedigen und zum anderen sich selbst zerstören. Entsprechend ist sein Verhalten. Sagen sie ihm also, dass der Sex mit ihm so toll war, wird er häufiger Trinken, um es ihnen recht zu machen. Denn mit Fortgang der Krankheit will der Kranke keinen Sex mehr. Nicht weil der Partner unattraktiv ist. Nein, weil sich der Depressive selbst zerstören will.

Ich habe immer Lust auf Sex. Tue es aber nicht. Warum? Ich weiß es nicht. Kommt mein Mann und ist nett zu mir, lehne ich ihn ab. Ich werde unfair und wiegle ab. Ich weiß, dass dieses Verhalten nicht förderlich für unsere Ehe ist, dennoch tue ich es. Hinterher denke ich mir „was tust du da" und leide, aber ich kann es nicht ändern.

Dieses Verhalten ist für mich unerklärlich und unlogisch. Ich weiß darum und kann es trotzdem nicht ändern. Mir ist bewusst, dass dieses Verhalten zum Ehebruch führen kann und ich nehme das in Kauf. Auf der anderen Seite leide ich dermaßen unter mein Verhalten, dass ich alles darum geben würde es zu ändern.

Wenn ich es nicht verstehe und ändern kann, wie soll dann mein Mann dazu in der Lage sein? Das ist unmöglich!

Ich liebe meinen Mann von ganzen Herzen und möchte ihm den Himmel auf Erden bereiten, doch ich kann nicht und er weiß es. Mein Mann versteht mein Handeln nicht und hat kein Verständnis dafür, dass ich ihn häufig ablehne. Auch versteht er nicht, warum ich scheinbar unwichtige Dinge nicht erledige. Das muss er auch nicht! Er muss mich nur lieben und mir Vertrauen schenken. Mein Mann muss auf das vertrauen, was ich ihm sage.

Wenn ich ihm also sage, dass ich nicht weiß warum ich so handle, versteht er nicht, sondern akzeptiert. Er vertraut darauf, dass ich ihn nicht anlüge. Die Krankheit kann man nicht verstehen. Muss man auch nicht. Vertrauen sie ihrem betroffenen Partner, dass er die Wahrheit sagt. Wenn er sagt „ich weiß es nicht", meint er es tatsächlich so und würde es gern ändern, kann es aber nicht. Der Betroffene leidet genau so darunter, wie sie.

Nicht das sie denken, dass ich hier für grenzenlosen Verständnis plädiere. Jedoch möchte ich Vertrauen nahebringen. Viele glauben nicht, was der andere sagt, weil es nicht logisch oder dumm klingt. Denn für viele Menschen, ist die Aussage „ich will ja, mach es aber nicht" nicht nachvollziehbar und stempeln den Gegenüber ab. Es wird geglaubt, dass es nur Ausreden sind, um bestimmte Dinge nicht tun zu müssen.

Wahrscheinlich ist das auch so, aber für den Betroffenen selbst ist das nicht so! Der Kranke weiß wirklich nicht, warum er es nicht tut und leidet selbst stark darunter.

Wenn sie, als Angehöriger, aber immer alles durchgehen lassen und nichts unternehmen, wird das auch nichts. Denn die Krankheit sucht sich immer wieder ihren Weg. Die Depression merkt schnell, dass diese Straße befahrbar ist und nutzt sie zu ihrem Vorteil. Um dem Betroffenen zu helfen, müssen sie Kontrolle ausüben und unterstützend einwirken.

Nehmen wir an, der Betroffene soll einen Brief schreiben. Das hat er früher immer gemacht und stellt kein Problem dar. Sie fordern den Betroffenen auf, Morgen den Brief zu schreiben und warten ab.

Wie erwartet, wird ihnen der Betroffene viele Geschichten erzählen, warum der Brief nicht geschrieben wurde. Fragen sie nach und ergründen sie, ob der Betroffene darunter leidet, dass er den Brief nicht geschrieben hat. Wenn nicht, hat er es noch nicht begriffen und sie haben keine Handhabe. Merken sie jedoch, dass der Betroffene selbst nicht weiß, warum der Brief noch nicht verfasst wurde, bestehen große Chancen.

Sie merken relativ schnell, ob der Betroffene weiß, dass er viele Dinge nicht macht, welche er aber gern machen würde. Meistens erfährt man dies in Nebensätzen. Mein Mann, er ist nicht depressiv, hat die Fähigkeit keine Dinge zu Ende zu bringen. Er beginnt ständig neue Baustellen und bringt nichts zu Ende. Mein Mann weiß um dieses Problem und hat sich inzwischen darauf eingeschossen erst gar nicht anzufangen. Selbst wenn er anfängt, macht er ständig Pausen, damit es auch gar nicht zu Ende gebracht wird.

Eigentlich spielt es keine Rolle, weswegen das so ist. Vielmehr ist interessant, wie wir das Problem beheben können ohne Streit vom Zaun zu brechen. Denn eine Unterhaltung mit meinem Mann ist zu diesem Thema nicht möglich. Er lässt zwar durchblicken, dass er darum weiß, will es aber nicht hören.

Ein Freund erkannte auch sehr schnell worum es geht und wirkte unterstützend ein. Soll zum Beispiel ein Baum im Garten gefällt werden, macht er mit meinem Mann einen verbindlichen Termin fest und treibt ihn an. Vom Anfang bis zum Ende. Das funktioniert tatsächlich. Natürlich ist das für seinen Freund sehr anstrengend, aber auch er freut sich, wenn er meinen Mann sieht, wie zufrieden er ist. Und Zufriedenheit, ist der beste Lehrer.

Jetzt ist mein Mann nicht psychisch krank und trotzdem kennt er das Problem. Solange diese Verhaltensweise das Leben nicht beeinträchtigt und jeder damit klar kommt, nennt man dieses Verhalten eben Eigenart. Bei einer kranken Person sieht man dieselbe Situation völlig anders.

Das Prinzip ist jedoch das gleiche. Ob mein Mann oder der Depressive. Beide haben Schwierigkeiten etwas zu Ende zu bringen. Der psychisch Kranke wird jedoch mit Samthandschuhen angefasst und es wird hingenommen. Warum?

Sehen wir es doch mal so: Kein Mensch ist perfekt. Kein Mensch kann alles und jeder Mensch benötigt ab und zu Hilfe. Ich kann nicht von meinem Kind erwarten, dass er Fahrrad fährt, wenn ich ihm nicht gezeigt habe, wie das geht oder vielleicht bestenfalls daneben herlaufe und ihn unterstütze.

Wichtig ist nur, dass die andere Person auch Hilfe will. Wenn das der Fall ist, können wir unterstützend einwirken und Helfen. Wenn die betroffene Person den Brief nicht schreibt, sollten wir ihr zeigen, dass es geht. Üben sie Druck aus und bieten sie Hilfsmittel an. Vielleicht kann sich der Betroffene ja einen Zettel machen und abhaken, was erledigt wurde. Vielleicht setzen sie sich auch gemeinsam mit ihm hin und der Betroffene schreibt? Hilfe zur Selbsthilfe! Nehmen sie aber auf keinen Fall die Arbeit ab.

Glauben sie nicht, dass diese Aktionen sofort funktionieren und der Betroffene ihnen dankbar in die Arme sinkt. Das ist nicht der Fall. Es erfordert viel Disziplin und Durchhaltevermögen, um diese Dinge umzusetzen. Ein Betroffener empfindet keine Zufriedenheit über die erledigte Arbeit. Er sagt es, empfindet es aber nicht. Vielleicht wird er sie auch anlügen und sagen, dass der Brief geschrieben und schon versendet wurde.

Gelogen habe ich oft! Nur um nicht dumm dar zustehen. Denn ich wusste, dass ich es hätte machen sollen und tat es nicht. Ich litt darunter und war ratlos.

Jedoch wollte ich nicht auch noch von meinen Angehörigen hören, dass ich versagt habe. Denn genau das habe ich gedacht: „Ich bin ein Versager. Ich bin nicht mal in der Lage einen Brief zu schreiben".

Wenn sie leichten Druck ausüben kommt der Betroffene an Grenzen. Denn es gibt keine Straßen in seinem Kopf, welche diese Strecke absolvieren könnten. Es müssen sich also neue Nervenbahnen bilden. Das kostet Zeit, Energie und viel Durchhaltevermögen. Der Betroffene wird aggressiv reagieren, weinen oder viele Ausreden erfinden. Aber mit diesen Reaktionen wissen sie, dass sie auf den richtigen Weg sind.

Es ist nicht nötig Diskussionen über das warum zu führen, denn darauf wird keiner kommen. In diesen Lebenslagen ist es nicht wichtig, *warum etwas geschieht* sondern *wie kann ich helfen?*

In den Therapien wird geklärt warum es so ist. Sie, als Angehöriger oder Betroffener sind dazu nicht in der Lage. Außerdem verändert die Tatsache darum ihr Zusammenleben nicht. Den Kampf im Kopf trägt sowieso nur der Betroffene selbst aus, dabei kann niemand helfen. Angehörige können nur unterstützen.

In der Partnerschaft sollte Vertrauen herrschen. Niemand sollte seinen Partner erpressen. Also Dinge sagen, wie „wenn du das nicht endlich machst, verlasse ich dich" oder „du liebst mich nicht mehr, weil du so kalt zu mir bist". Der Betroffene liebt seinen Partner von ganzen Herzen, ist aber nicht in der Lage, dass ausreichend zu zeigen. Gerade in der Erkennungsphase der Krankheit ist alles neu.

Ob der Angehörige oder auch der Betroffene selbst, sehen Dinge, welche sie nie zuvor bedacht haben. Beide Parteien sind mit sich selbst beschäftigt, um die schwere Zeit durchzustehen. Beide erwarten von einander Halt und Verständnis. Der Betroffene zeigt Seiten, welche nie zum Vorschein kamen. Es bestehen Zweifel über die Liebe oder der Person.

In dieser schweren Zeit ist es für beide Parteien nicht gut, seine Emotionen durch Aggressivität und Schmerz nach außen dringen zu lassen. Natürlich ist man wütend. Der Angehörige ist wütend, weil er denkt, dass er nicht alles getan hat und sich eingestehen muss, dass er nicht helfen kann. Der Betroffene ist wütend über sich selbst, weil er die Situation nicht ändern kann und seine Umwelt damit belastet. Meine Familie litt unter den Anblick von mir, als ich in der Klinik war. Diese ruhige und gelassene Person, welche so gleichgültig zu sein schien. Sie dachten, dass ich leide.

Aber nein. Ich litt nicht unter meinen Zustand, sondern darunter, dass ich bemerkte, dass meine Familie mit diesen Umstand nicht umgehen konnte. Ich genoss stattdessen meinen Zustand der Ruhe und Gleichgültigkeit. Ich genoss, dass ich mich um niemand sorgte und nichts organisieren musste. Es mussten keine Gespräche geführt werden, die ich nicht wollte. Ich konnte nur für mich sein ohne irgendwelche Erwartungen zu erfüllen. Das war herrlich.

Und genau in diesem Augenblick ist Vertrauen wichtig. Ich sagte meinen Mann, dass es mir wirklich gut geht und er Geduld haben muss. Ich bat ihn um Zeit für mich und beruhigte ihn. Ich forderte das nötige Vertrauen zu mir!

Er vertraute mir und hatte so die Möglichkeit, die Dinge für sich selbst zu verarbeiten und sich nicht um mich zu sorgen. Er wusste, dass es nicht schlimm ist, wenn er sich jetzt mit sich selbst auseinander setzt. Er wusste, dass ich immer für ihn da sein werde und ich wusste, dass er mir glaubt, vertraut und mich liebt.

Was ich sagen will: Glauben sie nicht, was sie sehen. Sondern vertrauen sie auf das, was sie fühlen. Beginnen sie sich selbst zu erforschen. Welche Gefühle habe ich? Worüber bin ich wütend? Fangen sie aber nicht an, ihre Beziehung in Frage zu stellen oder an die Liebe des anderen zu zweifeln. Lassen sie Logik und Verstand beiseite und hören sie auf ihr Gefühl. Dieses gilt für Angehörige und Betroffene gleichermaßen.

Denn es werden Zeiten kommen, da möchte der Betroffene nur für sich sein und niemanden sehen oder hören. Das ist für beide Parteien ein schweres Los. Denn der Angehörige fühlt sich abgestoßen und der Betroffene leidet und zweifelt. Diese Phase ist völlig normal. Denn jeder benötigt Zeit für sich selbst.

Diese Vorgehensweise hat nichts mit Liebe und Vertrauen zu tun, das ist lediglich ein Rückzug zu sich selbst.

Ich möchte aber nochmal zurückgehen, auf alltägliche Lebenslagen, auf die Grenzen, die jeder Mensch braucht und erkennen sollte. Beachten sie, dass „unter Druck setzen" etwas anderes ist, als „ein wenig Druck" ausüben. Wichtig ist, dass sie niemanden unter Druck setzen und vor die Wahl stellen.

Eine Entscheidung sollten sie nur verlangen, wenn ihre eigenen Grenzen erreicht sind und sie so nicht mehr damit leben können. Bei ihrer Entscheidung sollten sie jedoch bedenken, dass ein Betroffener immer die Flucht antreten wird. Eine Garantie, dass er zurückkommt, gibt es nicht. Vielleicht ergibt sich durch die Therapie, dass der Betroffene lieber alleine leben möchte oder jemanden Anderen liebt. Aber vielleicht macht der Kranke auch keine Therapie und sucht sich jemanden anderen und macht weiter wie bisher.

Sie müssen sich im Klaren darüber sein, dass sie nichts ändern können, wenn der Betroffene nicht bereit ist, sich helfen zu lassen. Wir sind alle keine Ärzte, Psychologen oder allwissend. Jeder Mensch kommt an Grenzen.

Wenn sie merken, dass ihr Partner ein Betroffener ist, reden sie mit ihm und versuchen sie ihm zu vermitteln, dass etwas nicht in Ordnung ist. Der Betroffene wird versuchen, ihnen zu unterstellen, dass sie ihn nicht mehr lieben und alles falsch sehen. Lassen sie sich nicht ins Bockshorn jagen und beharren sie auf ihren Standpunkt. Wichtig ist, dass sie sich nicht in die Rolle drängen lassen, sich zu rechtfertigen. Brechen sie im Ernstfall die Unterredung ab. Denn auch sie, als Angehöriger haben Grenzen, welche beachtet werden sollten. Bedenken sie immer, dass der Betroffene alles versuchen wird, aus dieser Lage wieder raus zu kommen.

Vielleicht wird er weinen oder aggressiv werden. Vielleicht gibt er ihnen auch Recht und gelobt Besserung. Alles ist möglich. Achten sie darauf, dass ihre Wünsche und Forderungen akzeptiert werden und auch durchgeführt werden. Wie oft sie dasselbe erzählen müssen, kann ich ihnen nicht sagen, denn jeder Mensch hat eine andere Grenze.

Lassen sie sich in ihrer Ehe nicht zur Geisel eines Depressiven machen. Wie schon in vorangegangenen Kapitel erläutert: Ansage! Durchführung!

Machen jedoch nicht den Fehler, den Betroffenen zum Denken zu zwingen. Sagen sie keine Sätze, wie „denk mal drüber nach" oder „überlege dir, was du willst". Der Betroffene ist nicht in der Lage für sich, geschweige denn für Andere die Verantwortung zu übernehmen. Die kranke Person, weiß nicht, was sie überlegen soll. Denn im Kopf ist immer nur der eine Gedanke „ich habe versagt".

Geben sie ihren Partner die Gelegenheit, zum Arzt zu gehen. Zeigen sie ihm sachlich auf, was für unorthodoxe Dinge er tut. Wie sein Verhalten das gesamte Familienleben stört. Alles anhand von Schilderungen und vergessen sie nicht ihre Gefühle dabei. Vermitteln sie ihm, dass sie alles tun werden, um ihn auf dem Weg der Genesung beiseite zu stehen. Sagen sie aber auch ganz deutlich, dass sie nicht mehr bereit sind, so weiter zu machen.

Für die Angehörigen ist es wichtig, zu begreifen und sich einzugestehen, dass der Partner krank ist und Hilfe braucht. Sie müssen verstehen, dass das Gehirn sie immer wieder überlisten wird und sie nicht in der Lage sind, diese Angelegenheit zu bewältigen. Versuchen sie ihren Partner mit anderen Augen zu sehen. Nehmen sie ruhig das rote und das grüne Männchen, als Beispiel. Das grüne Männchen beschreibt ihre große Liebe und den Menschen, den sie geheiratet haben. Das rote Männchen ist eine völlig fremde Person, welche den Körper der geliebten Person beherrschen will.

Bedenken sie jedoch: Nur wenn ihr Partner, also der Betroffene, erkennt, dass er das rote Männchen bekämpfen muss, haben sie Beide eine Chance. Ansonsten müssen sie loslassen und ihr Leben zu leben. Ansonsten werden auch sie, als Angehöriger, bald rote und grüne Männchen in ihrem Kopf haben.

Wie sagt man so schön: „lieber ein Ende mit Schrecken, als ein Schrecken ohne Ende!"

11. Kapitel
„Depression führt zur Selbstzerstörung"

Ich habe lange überlegt, wie ich dieses Kapitel nennen möchte. Die Krankheit verlangt von dem Kranken, dass er negativ denkt und handelt. Auch wenn es manchmal anders erscheint, ist das primäre Ziel eines Betroffenen, sich selbst zu schädigen bzw. sich selbst zu zerstören.

Im Kapitel über Freundschaften wurde eingehend geschildert, dass immer wieder nach negativen Aspekten gesucht wird, um die Freundschaft zu beenden. Im Ergebnis steht der Betroffene ohne Freunde da. Demnach schädigte sich der Kranke selbst.

Auch in der Partnerschaft sieht es nicht anders aus. Für die Ehefrau oder dem Ehemann scheint es, als würde es ständig Streit geben und wahrscheinlich sucht der Angehörige erst mal bei sich selbst. Doch diese Streitigkeiten werden kein Ende haben, bis die kranke Person sein Ziel erreicht hat und die Beziehung zerstört hat.

Irgendwann ist niemand mehr da und der Betroffene ist allein mit seiner Krankheit. Dann ist der Verfall bzw. die Zerstörung nicht mehr weit.

Gerade in der systematischen Selbstzerstörung beobachtete ich bei mir selbst und auch bei anderen Betroffenen, dass das Leid des Kranken selbst am größten ist. Denn ich wusste, um meine Zerstörung und konnte dennoch nichts dagegen tun.

Wichtige Dinge, wie Zahlungserinnerungen oder den Haushalt, wurden nicht mehr erledigt. Warum? Ich kann es ihnen nicht sagen. Erst mit der Therapie wusste ich darum und konnte damit arbeiten. Doch das Wissen darum, heißt noch lange nicht, dass man es ändern kann.

Beispiel: Nachdem ich mein Büro aufgegeben hatte, musste ich noch einige Unterlagen an ehemalige Mandanten senden. Es dauerte Wochen, bis ich die Unterlagen überhaupt in einem Umschlag hatte. Bei Anrufen der Kunden ließ ich mich verleugnen oder suchte nach Ausreden, warum ich es noch nicht erledigte. Immer wenn das Telefon ging, zuckte ich zusammen und sah erstmal auf das Display, um zu erfahren, wer denn dran sei.

Das war eine Tortur für mich und doch stellte ich es nicht ab. Nachdem ich es nun endlich geschafft hatte die Unterlagen einzutüten, lagen die Umschläge in meinem Auto. Und da lagen sie dann. Wieder ein paar Wochen.

Ich sprach mit meiner Freundin darüber und versicherte ihr, dass ich wirklich nicht weiß, warum ich die verdammten Umschläge nicht einsteckte. Kurzerhand kam sie mit zum Auto und nahm sich die Umschläge. Sie steckte die Post für mich in den Briefkasten.

Mir war durchaus bewusst, dass ich die Angelegenheit durch mein Handeln verschlechtern würde. Denn es handelte sich um wichtige Unterlagen, welche dringend zum Kunden mussten. Im schlimmsten Falle wäre es zu einer Anzeige gekommen. Doch trotzdem warf ich die Post nicht ein und litt jeden Tag darunter.

Wenn mich mein Mann darauf ansprach, war es mir peinlich und ich erfand Ausreden oder sagte einfach, dass ich es erledigt hätte. Das klappte nicht immer, denn der Empfänger meldete sich erneut, um nachzufragen. Dann gab es Diskussionen Zuhause.

Was da in meinem Kopf vorging? Fangen wir mit dem Eintüten der Unterlagen an: „Das kann ich Morgen machen", „jetzt hab ich keine Lust", „ Ach ja, das mache ich nachher" usw. usw. Irgendwann ist es aus dem Kopf, so scheint es erstmal. Wenn dann das Telefon klingelte oder neue Post kam, bekam ich ein schlechtes Gewissen und ich schämte mich. Doch gemacht habe ich es trotzdem nicht.

Dieses Verhalten zeigt ganz deutlich, dass der Zweck der Handlung darin bestand, mich selbst zu schädigen oder Probleme zu verursachen. Es versteht niemand, warum das solange dauerte. Am wenigsten ich selbst! Hier war es wichtig, Jemanden zu haben, der einen auch glaubt, was man sagt. Das keine Vorwürfe kommen oder man vorgehalten bekommt, dass dieses doch nur faule Ausreden sind.

Ich glaube, dass hier der schwerste Punkt für einen Angehörigen erreicht ist. Denn diese Handlungsweisen kann man nicht verstehen. In dieser Situation ist alles was benötigt wird: VERTRAUEN.

Vertrauen in das, was der Betroffene äußert. Vertrauen in den Angehörigen, dass er das Richtige tun wird. Und genau das ist es, was viele Menschen Heute verlernt haben. Vertrauen zu haben!

Fragen sie sich doch mal, warum sollte sich jemand die Mühe machen, die Umschläge ins Auto zu legen, um zur Post zu fahren und sie dann nicht einstecken? Das kann doch nichts mit Faulheit zu tun haben. Oder vielleicht lag es daran, dass ich nicht bei der Post vorbei kam? Nein. Ich war sogar in der Post, um Briefmarken zu besorgen. Also, welchen Grund sollte ich haben, solche Ausrede zu erfinden?

Mein Mann vertraute mir und glaubte meinen Worten. Eine Lösung hatte er auch nicht parat, jedoch wusste er um mein Problem. Demnach konnte er eine gewisse Kontrolle und Druck ausüben, damit wichtige Dinge auch erledigt werden.

Wissen sie eigentlich, was für eine Überwindung dazu gehört, die Wahrheit zu sagen? Ich habe mein tiefstes Inneres Preis gegeben und Schwäche gezeigt. Eigentlich habe ich sogar meinen Mann mitgeteilt, dass ich nicht in Lage bin, wichtige Dinge zu erledigen. Demnach nicht lebensfähig bin.

Kurz nach meinem Klinikaufenthalt war ich nicht mal in der Lage eine Entscheidung zu treffen. Fragen, ob es Heute warmes oder kaltes Essen gibt oder ich zu irgendetwas Lust habe, konnten nicht beantwortet werden. Alles musste ich mir aufschreiben, damit ich nichts vergesse. Wenn es darum ging eine Entscheidung zu treffen, ging es drunter und drüber in meinem Kopf. Ich dachte hin und her und kam zu keinem Ergebnis. Bis ich dann Kopfdruck bekam und nicht mehr konnte.

Auch dieses teilte ich meiner Umgebung mit und erntete nicht immer Beifall. Denn es handelte sich nicht um schwerwiegende Dinge, sondern um banalen Mist. Immer wieder musste ich meinen Mann verdeutlichen, dass er entscheiden sollte, was wir Essen. Er musste mir sogar den Einkaufszettel schreiben, damit ich nicht überlegen musste.

Ich fühlte mich ein wenig, wie entmündigt und nicht mehr lebensfähig. Teilweise schwach und unnütz. Mein Mann übernahm alle organisatorischen Dinge im Haushalt und fällte alle Entscheidungen. Ich war ihm also ausgeliefert.

Wissen sie, was das für ein Gefühl ist? Zu wissen, dass man ohne seinen Partner nicht lebensfähig wäre und wahrscheinlich in der Klinik verenden würde? Dies wünsche ich Niemanden.

Und in dieser Situation habe ich die Wahrheit gesagt. Gesagt, dass ich nicht in der Lage bin, wichtige Dinge zu erledigen. Dazu gehört Mut und Vertrauen. Glauben sie also ihrem Angehörigen, wenn er ihnen eine Geschichte über sich erzählt, was unvorstellbar für sie ist. Denn der Betroffene kommt kein zweites Mal zu ihnen.

Meine Eltern beispielsweise haben mir nicht geglaubt oder konnten es nicht einordnen. Sie vertrauen nicht auf meine Worte und sahen nicht die Hilflosigkeit. Immer wieder kamen sie mit guten Ratschlägen und augenscheinlichen Lösungen daher. Was ich jedoch gebraucht hätte, wäre Praxis und keine Theorie.

So etwas, wie meine Freundin gemacht hat: Einfach die Umschläge nehmen und einwerfen. Ging doch ganz einfach!

Ich wurde oft gefragt, wie man mir denn helfen könnte. Wissen sie was: ich konnte diese Frage nicht beantworten. Denn mein Gehirn wollte mich schädigen, also war ich gar nicht in der Lage eine positive Entscheidung für mich zu treffen. Eine wirkungsvolle Hilfe ist nämlich positiv für mich!

Und sein wir doch mal ehrlich: Sie können doch nicht erwarten, dass eine depressive Person eine konstruktive Konservation betreibt. Denn der Urgedanke ist negativ, also wird auch jede Unterhaltung negativ verlaufen. Kommen sie also nicht mit klugen theoretischen Lösungen daher.

Ich wusste jeden Tag, dass ich unnütz und zu nichts in der Lage bin. Das wollte ich nicht noch täglich gesagt bekommen. Wenn ich dazu in der Lage war und auch wollte, informierte ich meine Umwelt über mein Inneres. Ich erwartete keine Ratschläge, sondern nur einen Zuhörer. Natürlich hat es mich gefreut, wenn wirkliches Interesse dabei war und im Detail nachgefragt wurde. Jedoch wollte ich keine Auswegmöglichkeiten dargelegt bekommen. Denn die kannte ich alle..... theoretisch!

Wie man der einzelnen Person in solch einer Situation hilft, ist schwer zu beantworten. Ich glaube, dass sollte individuell entschieden werden. Jeder Mensch ist verschieden. Ich beispielsweise, war stets eine Frau, die alles alleine gemacht hat. Hilfe, benötigte ich nur selten. Außerdem bot ich mich an, wo es ging. Entsprechend schwer war es für mich, mit anzusehen, dass ich auf einmal nichts mehr kann.

Auch hatte ich rhetorisch eine Menge drauf. Demnach war es schwer mit mir Diskussionen zu führen. Für mich war entscheidend, dass ich erkenne, dass ich Hilfe brauche. Und das geschieht nicht, im Zuge von Diskussionen sondern durch Taten der Anderen und der nötigen Konsequenz.

Wie ich schon schilderte: *Ansage - Durchführung.*

In der Klinik lernte ich eine nette Person kennen. Sie war schon des Öfteren in der Klinik. Ich lud mich einfach zum Kaffee ein, obwohl sie immer wieder nach Ausreden suchte, dieses Treffen nicht stattfinden zu lassen. Jedoch war mir klar, dass es bei ihr Zuhause bestimmt wüst aussehen wird und sie sich nur schämte, mich rein zu lassen. Und genau das teilte ich ihr mit: „Jetzt höre auf mit den Ausreden. Ich weiß genau, was los ist oder meinst du etwa ich bin anders krank als du? Auch ich mache selten sauber und sortiere meine Post erst kurz vor dem Müll. Ich bin dann Morgen bei dir".

Durch diese Aussage machte ich ihr klar, dass ich weiß, worum es geht und es keinen Grund gibt, sich zu schämen. Natürlich hat sie sich trotzdem geschämt. Ich verdeutlichte aber mein Verständnis und meine Hilfe.

Hören sie also genau zu, wenn ihnen ein Betroffener etwas erzählt. Die Lösung liegt im Detail. Sagt die Person, dass sie nicht in der Lage ist, die Wäsche zu waschen, sortieren sie ihr die Wäsche und machen eine Maschine an. Somit muss der Betroffene nur noch die Wäsche aus der Maschine nehmen. Und das wird er tun, denn die negative Haltung richtet sich immer gegen sich selbst, nie gegen Andere. Wenn also in der Waschmaschine auch Kleidung von anderen Familienangehörigen ist, wird der Betroffene mit Sicherheit die Maschine leeren.

Dinge, welche ausschließlich die Umwelt einer kranken Person betrifft, werden auch ausgeführt. Sollte es mal nicht so sein, sollte man im Detail nachsehen, ob es tatsächlich nur um die Anderen geht. Denn ich habe beispielsweise mal ein Schriftstück vom Jugendamt nicht beantwortet, was eigentlich an meinen Mann gerichtet war. Es ging dort um die Neuberechnung des Unterhaltes für seinen Sohn. Mir war klar, dass es zu einer niedrigeren Einstufung kommen wird, sobald das Formular vorliegt.

Augenscheinlich hatte mein Mann nur Vorteile durch die Beantwortung des Schreibens. In meinem Kopf jedoch war klar, dass mehr Geld dazu führte, dass ich mehr ausgeben könne und somit einen Vorteil hätte. Da ich aber keinen Vorteil verdient habe versendete ich das Formular erst nach Wochen.

Auch sollten sie einen Depressiven nie zuviel Verantwortung übertragen. Geldangelegenheiten sind da ein heikles Thema. In der Regel geben kranke Menschen viel aus und leben über ihre Verhältnisse. Durch die vielen negativen Gedanken und eingebildeten negativen Geschehnisse, will sich der Betroffene belohnen. Er kauft und kauft und kauft.

Das komische dabei: Er kauft nicht für sich selbst. Meist eher für die Anderen. Mal ist es eine Delikatesse für den Liebsten oder eine neue Jacke für das Kind. Eigene Ausgaben werden gut vorbereitet. Vorsicht ist geboten, wenn die kranke Person eine neue Idee im Kopf hat oder in den Urlaub fahren will. Mit ziemlicher Sicherheit kommt dann bald die Geldausgabe.

Was ich eigentlich sagen will, ist die Tatsache, dass Depressive nicht mit Geld umgehen können. Sie können ja nicht mal mit sich selbst umgehen. Es sollte also Vorsorge getroffen werden. Diese Vorgehensweise führt natürlich zu Komplikationen bzw. Diskussionen. Hierbei spielt auch noch eine Rolle, ob der Betroffene bereits weiß, dass er krank ist.

Ist einem depressiven Menschen nicht bewusst, dass er krank ist, wird eine Diskussion endlos und ohne Ergebnis verlaufen. Da heißt es wieder Ansage-Durchführung!

Wenn die Krankheit bereits erkannt wurde und der Betreffende in Behandlung ist, wird die Angelegenheit etwas einfacher. Natürlich gibt es ebenso eine Diskussion. Jedoch kommt irgendwann die Einsicht. Sie sollten niemals vergessen, dass die Handlungen einer depressiven Person eine ganze Familie in den Ruin treiben kann. Und glauben sie mir, ich spreche hier aus Erfahrung.

Handeln sie schnell, sobald ihnen etwas komisch vorkommt oder sie den Eindruck haben, dass der Betroffene die Dinge nicht mehr im Griff hat.

Niemals sollten sie jedoch vergessen, dass *sie* die wichtigste Person sind, wenn es um existenzielle Fragen geht. Dann sollten die Prioritäten bezüglich der Existenz verlagert werden und der Betroffene eine Nebenrolle einnehmen. Denn sie müssen gesund und schuldenfrei weiter leben. Außerdem bringt keine Hilfe dieser Welt etwas, wenn nicht auch der Betroffene Vertrauen zu ihnen hat. Öffnet sich der Betroffene nicht und ergibt sich seiner Krankheit, dann haben sie, als Angehöriger, keine Chance!

Das Kapitel heißt ja Selbstzerstörung. Was haben die geschilderten Dinge damit zu tun? Das kann ich ihnen sagen: Wenn eine betroffene Person sich nicht anvertraut oder keine vertrauensvolle Unterstützung hat, werden die unwichtigen und auch die wichtigen Dinge des Lebens nicht mehr erledigt.

Das mag bei ein paar Briefumschlägen nicht so schlimm erscheinen, jedoch wird es bei Zahlungserinnerungen schon schwieriger. Denn Briefe werden nicht geöffnet, weil der Inhalt ja eh bekannt ist. Sie verschwinden in eine Schublade. Natürlich nimmt der Fluss an Post damit nicht ab. Wobei wir wieder bei der täglichen Pein sind. Man kann auch Masochismus dazu sagen. Diese Art der Selbstzerstörung kann ganz leicht zu einem finanziellen Ruin führen.

Fassen wir also zusammen: Wir tyrannisieren unsere Umwelt, wie Familie und Freundschaften, sodass wir alleine durchs Leben gehen. Danach sorgen wir für den finanziellen Ruin. Der tägliche Blick in unsere Wohnung lässt uns zu eingebildeten Pennern mutieren. Und unter all diesen Maßnahmen und Tatsachen leiden wir höllisch. Wie, wenn nicht Selbstzerstörung, sollte man dieses Verhalten nennen?

12. Kapitel
Diagnose: Depression. Was nun?

Für jeden depressiven Menschen kommt irgendwann die Diagnose. Ob innerhalb eines Klinikaufenthaltes oder beim behandelnden Arzt. Es ist, wie schon beschrieben, nur eine Frage der Zeit. Vorausgesetzt: Ich gehe zum Arzt!

Dem Betroffenen selbst fällt es schwer, diese Diagnose zu akzeptieren. Obwohl es mit dem Gefühl der Gewissheit Einheim geht. Denn endlich finden sein komisches Verhalten und die Geschehnisse der vergangenen Zeit eine Erklärung bzw. bekommt einen Namen: *Depression*.

Doch der Kranke wehrt sich auch gegen diese Diagnose. Bisher hatte er gedacht, er sei ein positiv eingestellter Mensch der voller Optimismus durchs Leben geht. Hinzu kommt, dass er in den Glauben verfällt „das schaffe ich schon allein".

Die Angehörigen leiden nicht minder, denn sie sehen sich mit einem Krankheitsbild konfrontiert, mit dem sie sich nicht im Geringsten auskennen. Na gut, die ewige Traurigkeit und das Weinen ohne Grund, kennt ein Jeder, aber was passiert da gerade? Wie kann ich meinem Partner, Freund oder Schwester helfen? So viele Fragen stellen sich auf einmal.

Ein großer Fehler, welchen viele Betroffenen machen, ist die Annahme, dass mit einer Medikation schon alles wieder gut wird. Nicht selten verschreiben Hausärzte Antidepressiva, um die Patienten zu beruhigen. Doch ich möchte an dieser Stelle betonen, dass dies nicht ausreicht. Medikamente unterdrücken lediglich die Symptome. Die Krankheit bleibt.

Meist werden zwar die Antidepressiva genommen, doch es wird sich nicht in ärztlicher Behandlung begeben. Der Kopf beginnt also sein altes Schema zu fahren mit einer neuen Situation.

Wenn jetzt nicht schnell gehandelt wird, werden ziemlich schnell neue Nervenbahnen gebildet, die einen Arztbesuch erschweren werden.

Doch wir haben ja schon gelernt, dass eine Depression lediglich die Reaktion auf eine innere Unterdrückung ist. Demnach wird sich der Wunsch nach dem eigenen *Ich* einen neuen Weg nach außen suchen.

Ich habe durchaus Menschen kennen gelernt, welche wussten, dass sie depressiv waren und Medikamente einnahmen ohne weitere Schritte einzuleiten. Der Besuch bei einem Therapeuten, welcher lediglich den Tagesablauf bespricht, reicht da nicht aus. Ebenso war diesen Personen bewusst, dass die Tabletten viel ausmachen und dass sie ohne Medikamente nicht klar denken würden. Aber trotzdem wurde nichts unternommen.

Der Vorschlag auf einen Klinikaufenthalt wurde abgelehnt. Auch das vor Augen halten der Handlungsweisen prallte ab. Denn solange es einen Angehörigen gibt, der die betroffene Person in ihrer Krankheit unterstützen, wird es zu keiner Veränderung kommen. Der Betroffene wird sich und seine Umwelt ruinieren.

Ich stelle da immer gern den Vergleich mit einem suchtkranken Menschen an. Erst wenn ein Mensch begreift, dass er süchtig ist und am Boden liegt, wird er sich helfen lassen. Solange es Menschen gibt, die seine Sucht befriedigen, merkt der Suchtkranke nicht, dass er Hilfe braucht.

Wie schon im 1. Kapitel erläutert, zeichnen sich Depressionen durch negative Denk- und Handlungsweisen aus. Die dauernde Traurigkeit ergibt sich aus den permanenten negativen Denkprozessen. Wer ist schon auf Dauer fröhlich, wenn er sich täglich sagt, dass alles so schlecht ist?

Im Kopf eines depressiven Angehörigen wird jeden Tag ein Kampf geführt. Zum einen ist da die Krankheit, welche dafür sorgt, dass man negativ und nicht objektiv handelt und

denkt. Zum anderen jedoch, der in jedem Menschen veran-
kerte Überlebenstrieb. Nun stellen sie sich mal vor, dass
sich beide im Kopf gegen über stehen und anfangen zu
kämpfen.

Bei folgenden Fragen ist Vorsicht geboten: Hab ich das
nicht gut gekocht? Kann ich dieses Kleid überhaupt noch
anziehen? War ich Heute nicht etwas vorlaut? Wäre es
schlimm, wenn ich deine Mutter nicht leiden könnte?

Es geht nicht um die Fragen an sich, als vielmehr um die
Formulierung und die bereits bestehende Auswertung im
Kopf eines Depressiven. Er stellt keine einfachen Fragen.
Es sind Suggestivfragen! Nehmen wir die erste Frage: Hab
ich das nicht gut gekocht? Kann man auch folgendermaßen
übersetzen: Ich kann kochen, also sage mir gefälligst auch,
dass es dir schmeckt.

Antworten sie der Frau so: „Der Spinat ist nicht so toll, aber
der Rest schmeckt vorzüglich". Dann haben sie mit dieser
Antwort der Krankheit eine Waffe gegeben und diese fängt
sofort an zu kämpfen. Denn die Depressive macht daraus,
dass sie nicht in der Lage ist zu kochen und ja so eine
schlechte Köchin sei.

Wenn ihre Partnerin, Schwester oder Schwager mal wieder
eine Frage stellt, hören sie genau auf die Wortwahl und sie
werden feststellen, dass man schon mit der Frage einen
negativen Gedanken formen kann.

Worauf ich jedoch hinaus wollte, ist die Tatsache, dass der
Betroffene vor der Diagnose nicht wusste, was oder warum
er etwas tut.

Den täglichen Kampf in seinem Kopf hat er lediglich als
negative Handlungsweisen seiner Umwelt wahrgenommen.
Nachdem ein Arzt ihm jedoch das Krankheitsbild erklärte,
wird dem Betroffenen bewusst, dass nicht seine Umwelt
negativ ist, sondern die Depression zu einem negativen
Gedanken führt.

Diese Erkenntnis führt dazu, dass der Betroffene Bestätigungen sucht, um die Vermutungen über seine Krankheit zu zerstören. Es werden Gespräche mit der Umwelt geführt und nach Antworten gesucht. Es werden Situationen hervorgerufen, um jegliche Thesen zu widerlegen.

Jetzt hat der Angehörige auf einmal eine verständnisvolle Person vor sich, welche ihm erzählt, dass sie doch ein schlechter Mensch sei. Der Betroffene scheint sehr selbstkritisch und lernwillig. Stattdessen spielt sich jedoch etwas ganz anderes im Kopf ab:

Die Depression weiß um ihre Macht und sieht sie durch die Medikamente und einem eventuellen Arztbesuch schwinden. Entsprechend muss sie reagieren, um nicht zu verschwinden. Es werden also Mechanismen in Gang gesetzt, welche das negative Gefühl noch verstärken sollen.

Wenn der Betroffene also sagt, dass es ihm sehr leid tut und er ein schlechter Mensch sei, werden die Angehörigen immer positiv reagieren und versuchen, die Angelegenheit runter zu spielen. „das ist doch nicht so schlimm" oder „jetzt übertreibe nicht, du bist eben krank" werden zu Waffen der Krankheit.

Denn mit diesen Äußerungen wird dem Betroffenen ein Freibrief erteilt, weiter zu machen. Hinzu kommt, dass sein negatives Inneres die Bestätigung bekommt, nicht im positiven Sinne gearbeitet zu haben.

Ich habe beispielsweise viel geweint und in Gesprächen mit meinem Mann habe ich ihm mein Leid geklagt. Er hörte aufmerksam zu und schilderte ebenfalls so einige Situationen. Jedoch gab er zu keinem Zeitpunkt eine Wertung ab! Niemals sagte er: „Ja, da hast du ziemlichen Mist gebaut" oder „das kriegen wir schon hin. Lass uns die Vergangenheit vergessen".

Wenn sie jedoch beharrlich auf eine Therapie drängen und dem Betroffenen immer wieder vor Augen halten, dass er

Hilfe braucht, wird auch er verstehen. Am besten sollte man einen lichten Augenblick abpassen. Wenn der Betroffene endlich sagt, dass er in Therapie gehen wird, sollten sie sofort den Telefonhörer in die Hand nehmen und einen Termin vereinbaren.

Nun gehen wir mal von dem günstigsten Fall aus und der Kranke geht endlich zur Therapie. Erst jetzt beginnt eine Zeit, welche für alle Beteiligten eine Prüfung darstellt. Denn mit der Therapie kommt die Erkenntnis darüber, dass der Betroffene Hilfe braucht und jetzt auch bekommen wird.

Auf einmal wird er seine Taten sehen und bemerken, dass nicht die Anderen schlecht über ihn denken, sondern er selbst sich schlecht fühlt. Es folgt die Erkenntnis darüber, was er seiner Umwelt und sich selbst über all den Jahren hat angetan. Ebenso wird der Grund für die Depressionen erforscht werden, was oft das Bearbeiten negativen Ereignissen oder Gefühlen mit sich bringt.

Natürlich kommt die Erkenntnis nicht über Nacht. Das braucht Zeit! Wir erinnern uns: Das *Wissen* um etwas bedeutet nicht, etwas zu *begreifen*!
Diese Erkenntnis oder das Begreifen bedarf soviel Energie, Scham und vielleicht auch Reue, dass man nicht in der Lage ist, sich noch um andere Dinge zu kümmern.

Angehörigen wird nicht mehr die Aufmerksamkeit entgegen gebracht, wie sie es vielleicht gewohnt sind. Freundschaften werden nicht mehr sorgsam gepflegt oder den Kindern fehlt es an der notwendigen Liebe.

Der Betroffene liebt seinen Partner oder seine Kinder nach wie vor. Jedoch braucht er Ruhe und Abstand.
Die Erkenntnis darüber und das bewusste Erleben einer Situation oder Denkweise, welche man nicht steuern kann, ist einer der größten Herausforderungen des Lebens.

Stellen sie sich vor, dass sie in der Hand ein Glas mit Gift halten. Ein normaler Mensch weiß, dass er den Inhalt nicht verzehren darf. Der Kranke weiß es auch. Jedoch kann er seine Hand nicht steuern und wird das Glas trinken. Das klingt unlogisch?

Vor dem Zusammenbruch oder dem Begreifen tat ein Betroffener viele Dinge unbewusst. Situationen wurden subjektiv empfunden, um nicht selbst verwundet zu werden. Ich will damit sagen, dass ein Betroffener vor der Erkenntnis sich unbewusst zerstören wollte. Nun, mit der Therapie, bemerkt er die Zerstörung und kann sie trotzdem nicht ändern. Er sieht also zu, wie er Tag ein Tag aus die Nervenbahnen lang läuft ohne einen anderen Weg gehen zu können.

Jetzt versetzen sie sich einen Augenblick in die Lage eines Betroffenen und überlegen, wie schrecklich es ist, Gift mit seinen eigenen Händen zu trinken ohne es zu wollen.

Der Betroffene bemerkt, dass er wissentlich Fehler macht. Jeden Morgen steht er auf und versucht es besser zu machen und es gelingt nicht. Abends geht er zu Bett und bereut, dass er es nicht besser gemacht hat.

Ich frage mich häufig: „Ging es mir besser, als mir diese ganzen Dinge noch nicht bewusst waren?". Bis Heute kann ich diese Frage nicht beantworten. Denn meine Genesung ist noch nicht zu Ende und ich habe ein Ziel: In der Klinik und danach, ging es mir toll. Ich war ruhig und ausgeglichen. Keine ständigen Gedanken und Überlegungen im Kopf. Ich war viel gelassener. Es war toll.

Da will ich wieder hin. Das möchte ich jeden Tag erleben. Doch das bedarf viel Disziplin, Durchhaltevermögen und Konfrontationen mit seinem eigenen Ich. Wenn sie über Jahre ein Denkmuster hatten, wird ihr Gehirn alles daran setzten, es so zu lassen. Es beginnt ein Krieg mit ihrem Gehirn. Die Therapie hilft uns neue Wege bzw. Nervenbahnen zu gehen und endlich ein positives Leben zu führen.

Oder dachten sie, sie können so einfach daher kommen und meinen, dass ab Heute ein anderes Leben beginnt? Dachten sie, wenn man über die Krankheit weiß, dass dann alles schön wird? Nein. Nach einer Diagnose und im Zuge der Therapie beginnt erst der Kampf. Der Kampf ums überleben. Denn ihnen wird bewusst, dass sie Krank sind und alles dafür tun müssen, um den Kampf zu gewinnen. Denn ihr Leben steht auf dem Spiel.

All das kommt mit der Diagnose „Depression".

Dieser Prozess braucht Zeit. Der Depressive muss seine eigene Krankheit begreifen und mit ihr leben lernen. Er muss einsehen, dass er auf die Hilfe eines Psychologen angewiesen ist und das Unverständnis und Misstrauen seiner Umwelt ertragen. Auch nimmt ein kranker Mensch die Hilflosigkeit seiner Angehörigen wahr.

Ich sah, wie mein Sohn und mein Mann unter meiner Person litten. Sie wollten helfen und konnten nicht. Meine Angehörigen sahen eine Frau, welche am tiefsten Punkt angekommen war und wieder aufstehen musste. Die Frau, welche noch vor Wochen ein Wirbelwind war, saß nun ruhig und gelassen auf der Veranda und schaute sich die Natur an. Dieses wäre vorher undenkbar gewesen.

Meine Angehörigen so leiden zu sehen, tat mir sehr weh.

Geben sie dem Betroffenen Zeit die Geschehnisse zu bearbeiten und fragen sie nicht andauernd, wie es ihm geht oder ob sie etwas tun können. Er wird alleine kommen und um Hilfe bitten. Denn wie sollte es einem kranken Menschen schon gehen? Er ist halt krank!

Nutzen sie die Zeit, um sich über Depressionen zu informieren und weihen sie Freundschaften über die Krankheit des Angehörigen ein. Versuchen sie nicht, das Verhalten des Betroffenen zu beschönigen oder etwa runter zu spielen, weil es ihnen peinlich ist. Beziehen sie Stellung zu ihrem Partner oder Freund.

Rückzug für einen gewissen Zeitraum ist völlig in Ordnung. Achten sie jedoch darauf, dass sich der Betroffene nicht ganz aus dem Leben zurückzieht, für Hygiene sorgt und gelegentlich den Kontakt zu anderen Personen hält. Akzeptieren sie jedoch die Grenzen des Betroffenen in Gesellschaft. Ich beispielsweise hatte enorme Schwierigkeiten, nach der Klinik, in der Öffentlichkeit. Mir fiel es schwer den vielen Menschen zu folgen und ich war überfordert.

Entsprechend mieden wir so kurz danach große Feiern, um mich nicht zusätzlich zu stressen. Wenn es mir zuviel wurde, sagte ich es meinem Mann und wir gingen Nachhause. Kommen sie als Angehöriger bloß nicht auf die Idee andauernd zu fragen, ob alles in Ordnung ist. Der Betroffene ist volljährig und kann sich durchaus melden, wenn die Zeit gekommen ist. Genießen sie also die Veranstaltung und achten nicht immer auf dem Betroffenen, denn sie sind auch noch da.

Kritisieren sie nicht seine fehlende Gesprächsbereitschaft oder seinen Mangel an Zuneigung. Bedenken sie immer, dass hier ein Prozess von statten geht, welcher für alle Parteien nicht einfach ist.

Wenn sich der Betroffene zurückzieht, sollte man dies durchaus positiv bewerten. Denn er beginnt zu überlegen und es bewegt sich etwas. Denn, wann haben sie ihren Betroffenen das letzte Mal ruhig gesehen ohne Recht haben zu wollen?

Ich weiß, dass es in der Natur des Menschen liegt, helfen zu wollen. In dieser Situation jedoch, kann man dem Betroffenen *erstmal* nicht helfen. Drängen sie ihm keine Hilfe auf, welche er nicht selbst geäußert hat.

Glauben sie mir, das geht vorbei!

Sollten sie zu irgendeinem Zeitpunkt das Gefühl haben, dass sich der Depressive völlig entfremdet und nicht mehr am aktuellen Leben teilnehmen kann, holen sie sich und dem Betroffenen schnellstmöglich Hilfe.

Mit der Diagnose „Depression" ist nicht zu spaßen. Versuchen sie also niemals diese Angelegenheit alleine in den Griff zu bekommen. Lassen sie sich nicht von dem Betroffenen täuschen, indem er ihnen vorgaukelt, dass er das schon alleine in den Griff bekommt.

Das geht nicht! sie sind auf professionelle Hilfe angewiesen! Eine Depression verschwindet nicht, nur weil man sich mal zurück zieht oder einfach mal zur Ruhe kommt. Eine diagnostizierte Depression muss professionell behandelt werden.

13. Kapitel
Während der Therapie

Die Depression wurde nun erkannt und die Anfangsphase ist überstanden. Es gilt nun, den Grund zu finden. Und jetzt beginnt die Arbeit. Ab jetzt werden sie erkennen, was wirklich mit ihnen los ist. Sie werden weglaufen wollen oder in Selbstmitleid zerfließen.

Ihr Gehirn wird alles versuchen, um *ja* die alten Nervenbahnen benutzen zu dürfen. Vielleicht vergessen sie Termine beim Therapeuten. Oder bemerken auf einmal, dass ihnen gar nicht zu helfen ist.

Die Therapie ist nochmal ein schwieriger Weg für den Depressiven, wie auch für die Angehörigen. Es bedarf ein hohes Maß an Durchhaltevermögen, Mut, Selbsterkenntnis und Geduld. All diese Eigenschaften kennt ein Depressiver nur im Zusammenhang mit seiner Krankheit. Denn dort bewies er Geduld, wenn es darum ging, seine Umwelt davon zu überzeugen, dass seine Meinung richtig sei.

Ich möchte an dieser Stelle anmerken, dass es wichtig ist, eine Tiefenpsychologische Therapie zu machen, soweit es kein schlimmes bewusstes Erlebnis im Leben eines Betroffenen gibt. Denn es gilt, das Unterbewusste zu erforschen, um den Grund für die negative Einstellung zu sich selbst zu finden. Verhaltenstherapeuten helfen lediglich in der Ist-Situation und dienen dem täglichen Leben.

In meinen Therapiesitzungen kam beispielsweise raus, dass ich mich enorm nutzlos und nicht liebenswert finde. Ich bin täglich so streng mit mir, sodass ich häufig meine, dass ich es nicht verdient habe zu leben. Natürlich nicht bewusst, sondern unbewusst. Mein Unterbewusstsein sagt mir, dass ich mich beweisen muss, weil ich ja nichts wert bin.

Entsprechend verzeihe ich mir keine Fehler und bestrafe mich ständig. Dieses Verhalten äußert sich durch enorme Selbstkritik und das nicht Zulassen von Gefühlen.

In der Regel bin ich an allem Schuld. Ich denke meist nur an meine Handlungen und nehme die Fehler anderer gar nicht zur Kenntnis. Denn ich bin die Schlimme und mache alles falsch und nicht die anderen.

Wenn etwas nicht funktioniert, suche ich immer bei mir. Es fällt schwer, Dinge einfach als gegeben hinzunehmen.

Warum ich diese Einstellung in mir trage, sollte an dieser Stelle unwichtig sein. Denn der Auslöser ist bei jedem anders und muss entsprechend persönlich geklärt werden.

Der Weg zur Ursache ist schwer und schmerzlich. Es werden alle Menschen seines näheren Umfeldes bearbeitet. Da kann es schon mal vorkommen, dass man vorrübergehend seine Mutter hasst und ein paar Monate später wieder abgöttisch liebt. Diese Gefühle ergeben sich aus der schrittweisen Bearbeitung von Situationen und Menschen. Da man nicht in einer Sitzung das ganze Leben abarbeiten kann, zieht sich die Bearbeitung auch lang hin.

Wenn ich in einer Sitzung ein Erlebnis bearbeite, welches mir großen Schmerz zugeführt hat, werde ich Sitzungen später die Situation ganz anders interpretieren. Denn es werden alle Faktoren erläutert, sodass ich in der Lage bin, meine Einschätzung mit Heutiger Sichtweise zu machen. Dieses wiederum führt dazu, dass ich zum einen die Ursache nochmal erlebe und zum anderen, aus der heutigen Sicht besser einordnen kann.

Beispiel: Ich erzählte von dem Kind, welches in der Kindheit ständig erklärt bekam, dass weinen nicht sein darf. In der Therapie werden die Situationen, in denen es das gesagt bekam nochmal erörtert und erlebt. Es werden die beteiligten Personen erwähnt, als auch die Umstände aufgezeigt.

Nehmen wir nun an, dass es der Vater war, der dem Kind das Weinen verbat. In etlichen Sitzungen wird über den Vater geredet und die Einschätzung des Betroffenen erläutert. Nun nehmen wir an, dass sich rausstellt, dass dem

Vater ebenfalls von seinem Vater gesagt wurde, dass Weinen nicht gut ist. Glauben sie, dass sie Verständnis für das Verhalten des Vaters hätten?

Ich kann ihnen sagen, dass diese Frage völlig unerheblich ist. Denn die alleinige Erkenntnis darüber, dass der Vater gar nicht anders handeln konnte führt zu einem besseren Gefühl des Betroffenen. Denn auf einmal bemerkt er, dass er gar nichts falsch gemacht hat und der Vater lediglich seine eigene Erziehung weiter gegeben hat. Das Ergebnis ist, dass sich der Betroffene nicht mehr schuldig fühlt und weiß, dass er nichts falsch macht, wenn er weint.

Ob er seinem Vater verzeihen kann oder nicht, ist ein ganz anderes Thema. Vielmehr steht seine Genesung im Vordergrund. Denn er hat die Ursache gefunden, warum er keine Gefühle zeigen kann. Nun kann er beginnen, neue Nervenbahnen zu bilden.

Für mich waren die Therapiesitzungen immer eine Freude. Denn es war für mich ein Ort, wo ich alles sagen konnte ohne mir über Konsequenzen Gedanken zu machen. Es war der Ort, wo ich Hass, Abneigung oder Liebe zeigen konnte ohne eine Wertung zu erhalten.

Denn seihen wir mal ehrlich, wann kann ein Mensch schon mal sagen, dass er seinen Hund Tod sehen will ohne dafür den Missgunst seiner Umwelt zu ernten? Wenn wir aber ehrlich zu uns selbst sind, erkennen wir, dass Gefühle wie Hass, Arroganz, Trauer oder Rache durchaus menschlich sind und auch bearbeitet werden sollten. Und für mich war es die Therapiestunde.

Der Betroffene nutzt also die Therapie, um seine negativen, aber auch positiven Gefühle zu bearbeiten. Das erfordert viel Geduld. Denn ein Betroffener kennt keine bewussten Gefühle, außer vielleicht die Traurigkeit oder das Enttäuscht sein. Entsprechend wird er in sich gehen.

Wenn sie viel Glück haben, wird er ihnen davon erzählen und sie in das intimste eines Menschen eintauchen lassen. Er wird ihnen von seinen schlechten Erlebnissen, seiner Trauer oder seinem größten Glück erzählen. Und genau darin liegt für sie die Herausforderung, als Angehöriger. Hören sie nur zu und werten sie nicht das Gesagte!

Vielleicht hören sie von der ersten großen Liebe oder den tyrannischen Eltern. Vielleicht hören sie, dass der Betroffene einen Fehler in ihrer Ehe gemacht hat und nicht genau weiß, ob er sie noch liebt.

Natürlich sind dies jetzt extrem schlechte Voraussetzungen, jedoch eignen sich diese Beispiele hervorragend zur Erklärung. Ein Betroffener durchlebt viele Lebenssituationen noch einmal. Jedes Detail und Gefühl wird erneut erlebt, entsprechend sind die Ausführungen. Versuchen sie bloß nicht, eine Wertung abzugeben oder sich eine Jacke anzuziehen, die ihnen nicht passt.

Vergessen sie nicht, dass diese Prozesse notwendig sind, um die Ursache zu ergründen und zu genesen. Außerdem sind dies vorüber gehende Erkenntnisse oder Gefühle, die im Laufe der Therapie wieder verschwinden werden. Denn der Psychologe nimmt sich die wichtigsten Informationen, um die bestmöglichste Therapie machen zu können. Jedoch erforscht der Betroffene gerade eine Nervenbahn nach der anderen, das muss erst mal bearbeitet werden.

Nehmen sie es also nicht persönlich, wenn der Betroffene Kritik an ihrem Verhalten äußert oder zweifeln sie nicht an der Liebe, wenn von der ersten großen Liebe gesprochen wird.

Ich kann ihnen nicht versprechen, dass ihre Ehe oder Freundschaft eine Therapie überstehen. Zum einen stehen dort der Faktor Betroffener und zum anderen ihre Grenzen, als Angehöriger oder Freund.

Manche Therapien wirken sich negativ auf bestehende Ehen aus. Warum das so ist, wird verschiedene Gründe haben. Hört man auf andere Leute, wird häufig gesagt, dass der Therapeut oder Psychologe es dem Betroffenen eingeredet hat. Ich selbst würde diese Ausführung verneinen.

Entweder hat der Betroffene so gut geschauspielert, dass er den Psychologen überlisten konnte – also die Krankheit gewinnen konnte – oder es stellte sich während der Therapie raus, dass der Ehepartner Verhaltensweisen hat, welche nicht gut für den Betroffenen oder der Krankheit sind.

Auch könnten die Grenzen der einzelnen Beteiligten eine Rolle spielen. Nicht jeder kann sich häufig anhören „lass mich in Ruhe" oder „mein erster Mann war aber besser". Weitere Betroffene erzählten davon, lieber allein die Angelegenheit zu meistern und hegten nicht den Wunsch nach Unterstützung. Ich glaube, dass das philosophieren über irgendwelche Ausgänge völlig fehl am Platz sind. Denn wichtig ist doch die positive Einstellung zu einer Sache.

Meine Ehe wurde durch meine Therapie noch gefestigt. Mir ist durchaus bewusst, dass mein Mann enorme Leistungen vollbracht hat. Ich liebe ihn nur noch mehr, wenn ich über diese Zeit nachdenke. Zu keinem Zeitpunkt kam ein Vorwurf oder das Gefühl, dass er nicht an meiner Seite ist. Jedoch wies er mir immer meine Grenzen auf und sorgte dafür, dass ich alles machte, was wichtig für mich war.

Hätte ich zu irgendeinem Zeitpunkt die Geduld meines Mannes überschritten, hätte er mich verlassen. Wir haben mal darüber gesprochen und er sagte zu mir: „wenn ich nur einmal gemerkt hätte, dass du nicht gesund werden willst, wäre ich gegangen". Wie sie sehen, bedarf es die Arbeit beider Parteien, um ein positives Ziel zu erreichen.

Zum Schluss möchte ich ihnen noch sagen, dass die Zeit der Therapie wirklich die Schlimmste ist und alle Beteiligten auf die Probe stellen wird.

Sie werden mit Hilflosigkeit, Mutlosigkeit, Trauer, Missgunst, Mitleid und Liebesentzug zu rechnen haben. Jedoch kann ich ihnen auch sagen: Das beide Parteien das Selbe erleben werden! Haben sie also Verständnis für den Anderen, denn der erlebt das Selbe wie Sie!

14. Kapitel
„Manche Depressive sind lebensmüde"

Dieses Kapitel ist für mich ziemlich heikel. Zum einen ist dies ein Thema, welches bei vielen Menschen zu Trauer und Hilflosigkeit führt und zum anderen fällt es mir, als Autor, schwer die richtigen Worte zu finden.

Fakt ist, dass dieses Thema zur Depression gehört, genau so, wie andere Symptome. Wir lesen immer wieder in Zeitschriften, dass es zu Selbsttötungen kommt, mit dem Nachsatz, dass die jeweilige Person unter Depressionen litt. Entsprechend sehe ich meine Verpflichtung darin, auch darüber zu schreiben.

Eines möchte ich jedoch voraus schicken: Niemand, aber auch wirklich niemand, kann den Zustand eines Depressiven kontrollieren, die Handlungen erahnen und es ist nur bedingte Hilfe möglich. Deshalb sollten sich Angehörige bewusst darüber sein, dass sie an nichts eine Schuld tragen und auch nur bedingt unterstützend einwirken können. Wenn ein Depressiver sich das Leben nehmen will, wird ihn kein Angehöriger oder Freund daran hindern können, außer er kommt zur rechten Zeit.

Das erste Mal kam ich in diese Situation, da war ich gerade mal 26 Jahre jung. Ich kann mich nur noch erinnern, dass ich aufstand und zum Fenster ging. Wir wohnten damals im vierten Stock mit Blick zum Hof. Mitten im Hof stand eine riesige Kastanie. Es war Sommer. Der Baum war voller grüner Blätter.

Ich stand also auf und ging zum offenen Fenster. Ich stand dort und schaute nach unten. Auf einmal kam der Boden immer näher und die Äste schienen nach mir zu greifen. Die Situation vermittelte mir den Eindruck, dass ich eigentlich im Erdgeschoss wohne und der Baum einen Fall verhindern oder abmildern würde. Ein wohliges Gefühl stieg in mir auf und ich hatte das Bedürfnis dem Baum entgegen zu springen.

Auf einmal hörte ich die Stimme meines kleinen Sohnes hinter mir „Mama". Blitzartig zuckte ich zusammen und trat einen Schritt zurück. Ich tat so, als wäre nichts passiert.

Ein anderer Vorfall ereignete sich kurz darauf: Ich saß am Tisch und aß zu Abend. In der rechten Hand hielt ich ein Messer. Mein Blick ging nach unten und ich beobachtete das Messer. Durch meinen Kopf schossen viele Gedanken. „was passiert, wenn ich das Messer jetzt in meinen Bauch steche?" oder „könnten die Anderen am Tisch mich retten?". Ich stellte mir vor, was das Messer mit mir machen würde. Angst war nicht zu spüren, vielmehr kam wieder dieses schöne Gefühl in mir hoch.

Inzwischen sind Jahre vergangen und wieder sind diese Gedanken dar. Damals erschrak ich vor mir selbst und schwor mir, dass so etwas nie wieder passieren dürfte. Um das auch durchzuhalten, erklärte ich mir, dass mein Sohn mich braucht und ich doch nicht einfach sterben kann. Damals schwor ich mir, dass ich immer für meinen Sohn da sein werde.

Natürlich war ich damit nicht frei von Suizidgedanken, aber ich erlebte nie wieder solch einen Trancezustand. Ich bin nicht in der Lage über den Sinn des Lebens nachzudenken. Denn für mich gibt es Keinen! Diese Tatsache verdränge ich Tag ein, Tag aus. Wenn diese Gedanken kommen, versuche ich mich abzulenken oder mich zu beschäftigen.

Wenn ich den Gedanken freien Lauf lassen würde, käme ich wieder in diesen Zustand, den ich nicht kontrollieren kann und somit in die Gefahr, mir das Leben zu nehmen.

Heute ist mein Sohn Neunzehn und ich musste lernen los zu lassen, damit er erwachsen werden kann. Mir wurde klar, dass ich unbewusst immer wieder an ihn festgehalten habe, um der Angst aus dem Weg zu gehen.

Diese Angst führte dazu, dass mein Sohn noch immer nicht Selbstständig genug ist und ich dieses Problem eigentlich nur vor mir hergeschoben habe.

Ich weiß auch nicht so recht, wie man diesen Zustand erklären kann. Es ist ein wenig, wie müde sein und der Wunsch, dass alles endlich ein Ende hat. Für mich, als kranke Person, ist doch eh alles negativ und schlecht.

Jeder kennt das Gefühl, die Zeit zurück drehen zu wollen und Dinge ungeschehen zu machen. Auch ist es der Wunsch, dass endlich Ruhe im Kopf ist und man glaubt, dass es dann einfacher ist. Und den einfacheren Weg möchte jeder gehen.

Häufig hatte ich die Fantasien, dass ich beim Überqueren der Bahnschienen von einem Zug erfasst werde. Diese Gedanken waren begleitet von Angst. In der Therapie wurden diese Fantasien, als Todeswünsche analysiert. Für mich war es unverständlich, wie ich zum einen den Wunsch nach dem Tod und zum anderen doch große Angst habe.

Heute ist es nicht mehr wichtig für mich, warum es so war oder ist. Wichtig ist, dass ich nicht in der Lage bin, dieses Verhalten zu steuern, geschweige denn, zu kontrollieren. Entsprechend benötige ich Hilfe, damit ich nie wieder in diesen Zustand verfalle.

Wie gehen sie nun, als Angehöriger damit um? Es fällt mir sehr schwer, ihnen hier einen Ratschlag zu geben und eigentlich möchte ich das auch gar nicht.

Was ich aber tun möchte, ist ihnen zu schildern, was für mich hilfreich war oder ist. Wenn ich beispielsweise Atemnot habe und starkes Herzrasen, stehe ich auf
–*denn es kam in der Regel abends im Bett*-
und rauche eine Zigarette. Jetzt werden viele denken: „Rauchen bei Atemnot?".

Mir war klar, dass ich nicht wirklich Atemnot habe, sondern eine Reaktion auf meine Angst im Kopf. Welche Angst das ist, weiß ich nicht, ist aber auch für dieses Zustand erst mal unwichtig.

Vielmehr die Erkenntnis darüber, dass irgendein Gedanke dazu geführt hat, bringt mich in Lage, diesen Zustand steuern zu können. Ich rauche also eine Zigarette und bringe mich auf andere Gedanken. Der Zustand der Atemnot und das Herzrasen verschwinden langsam.

Natürlich müssen sie und auch ich den Grund für die Angst rausfinden, ansonsten verschwinden die Anzeichen nicht und werden schlimmer. Wenn ich vorher so lapidar geschrieben habe, dass ich eigentlich keine Atemnot habe, meine ich das Bildlich. Natürlich bekomme ich keine Luft! Jedoch hat dies keine gesundheitlichen Gründe, sodass dies relativ schnell behoben werden kann.

Gerade an diesen Situationen merke ich wieder, welche Macht das Gehirn hat. Es steuert mein Herz und meine Lungen. Es kann dafür sorgen, dass ich wirklich krank werde.

Bei Depressiven sind Allergien weit verbreitet. Es bilden sich Pusteln oder es kommt zu Atemnot. Tests ergeben häufig kein spezielles Ergebnis, sodass die Betroffenen allein dar stehen. Diese Anzeichen auf der Haut sind tatsächlich dar. Auch leidet der Betroffene tatsächlich unter Atemnot und muss eingeliefert werden. Nur ist es dem Betroffenen nicht bewusst und er wehrt sich gegen die Erkenntnis einer psychischen Ursache.

Denn vielmehr das Mitgefühl von Angehörigen und Freunden lassen die Krankheit beflügeln und sich weiter entwickeln. Doch sollte man sich doch mal die Frage stellen, warum kann ich am Montag Salz essen und einen Monat später nicht mehr?

Was ich mit meinen Schilderungen eigentlich vermitteln will, ist die Tatsache, dass ein Reden über die Atemnot oder der Allergie, die Symptome nicht verringert. Vielmehr verschlimmert die Diskussion darüber noch den Zustand. Jedenfalls ist es so bei mir. Denn mit der Unterhaltung schildere ich den Vorfall und verfalle noch tiefer in die Angst. Wenn ich nicht darüber rede, habe ich die Fähigkeit, die Angst wegzuschieben und so meinen Zustand zu verbessern.

- Das kann man nur tun, wenn man in psychologischer Behandlung ist und über diese Ängste in den Therapiestunden redet. Das Bearbeiten der Ängste und verschiedensten Handlungsweisen ist von äußerster Wichtigkeit, um die Angelegenheit nicht zu verschlimmern! -

Generell gilt es, nicht unbedingt auf das krankhafte Verhalten eines psychisch kranken Menschen einzugehen. Bei einem Depressiven sollten sie Diskussionen aus dem Weg gehen. Eine Kleptomanin sollte man nicht in ein Kaufhaus schicken und eine Phobie sollte man nicht bekämpfen, indem man der Person das Objekt der Angst vorhält.

Wenn ihnen also ein Depressiver vermitteln möchte, dass er Todessehnsucht hat oder gelegentlich in Situationen kommt, welche nicht gesteuert werden können, müssen sie Hilfe holen und auf keinen Fall eine Diskussion führen. Hören sie nur zu und geben sie kein Urteil oder Meinung ab.

Mir ist klar, dass Jeder nur helfen will und sich nach dem Zustand erkundigen möchte. Ein Außenstehender denkt, dass er doch die guten Seiten des Lebens schildern muss, damit es der betroffenen Person wieder besser geht. Das ist der falsche Weg!

Das gesamte Buch handelt davon, dass ein Depressiver negativ denkt oder dafür sorgt, dass eine Situation für sich negativ wird. Das bedeutet, dass die Schilderung von guten Dingen eher das Gegenteil bewirkt. Beispiel: Der Betroffene schildert ihnen, dass der Lebenspartner ohne ihn viel besser dran sein wird.

Natürlich möchte jeder gleich die guten Erlebnisse darlegen und versuchen die Meinung zu ändern. Sie beginnen also Beispiele zu bringen, welche das Gegenteil beweisen sollen. „ihr habt immer so glücklich zusammen ausgesehen" oder „denk´ doch mal an euren gemeinsamen Urlaub". Der Betroffene fühlt sich bestärkt, denn er denkt „wir waren schon lang nicht mehr im Urlaub, weil ich nicht in der Lage bin arbeiten zu gehen"

Nachdem sie merken, dass diese Variante nicht funktioniert, werden sie automatisch mit Ratschlägen kommen. „Koche ihm doch mal wieder was Schönes und macht euch einen schönen Abend". Diese Worte klingen schön, verfehlen das Ziel aber gewaltig. Denn der Depressive macht daraus „ich bin nicht in der Lage zu Kochen und unterhalten kann ich mich auch nicht mehr ohne zu streiten. Jetzt merken das auch noch die Anderen"

Sie merken, dass hier jedes Wort zu viel ist. Der Betroffene weiß um seinen Zustand und kann ihn nicht ändern. Eigentlich möchte er Hilfe, weiß aber nicht welche er annehmen soll. Zum anderen ist dort die Krankheit, die weiter voran schreitet. In dem sie ihm gut zureden wollen, machen sie die Angelegenheit eigentlich noch schlimmer, weil die kranke Person aufgezeigt bekommt, was alles schief läuft.

Und wenn dann noch das Thema „Lebensmüde" ins Spiel kommt, sollte kein Wort des Trostes, Verständnis oder Fragen kommen. Holen sie sich Hilfe, denn sie können nichts ändern!

Und ganz wichtig: Häufig reden Betroffene gar nicht darüber und geben den Angehörigen somit nicht die Gelegenheit handeln zu können. Machen sie sich also immer klar „Ich habe das nicht in der Hand und kann dies nicht beeinflussen"

15. Kapitel
„Ein letztes Wort an die Angehörigen"

Vielleicht haben sie gelegentlich mit dem Kopf geschüttelt oder wollten einiges nicht glauben. Vielleicht haben sie aber auch endlich verstanden, dass ihr Betroffener und auch sie, als Angehöriger, Hilfe brauchen.

Ich für meinen Teil hoffe, dass ich mit diesem Buch ein kleines Werkzeug in die Hand geben kann, um die schwere Zeit besser zu verstehen und zu überstehen.

Es gibt keine Patentrezepte für diese Krankheit. Jeder, der sich mit Depressionen beschäftigt, wird das bestätigen. Die Menschen sind einfach zu verschieden, um sie strukturell zu therapieren. So viele Faktoren spielen für die Entstehung und auch für die Heilung eine wichtige Rolle. Wichtig ist, dass man eine Depression erkennt, um dann weitere Schritte einleiten zu können.

Manchmal spielen sie, als Angehöriger oder Freund eine wichtige Rolle dabei. Denn häufig sind sie es, die dem Betroffenen die Augen öffnet. Leider verläuft diese Erkenntnis nicht immer ohne Verluste ab. Dennoch sind sie die wichtigsten Personen im Leben eines Depressiven.

Ich glaube sogar, dass sie den schwersten Part bei dieser ganzen Angelegenheit haben. Sie leben jeden Tag mit einem Menschen zusammen, der nicht er selbst ist. Sie ertragen täglich den Kampf zwischen Gut und Böse. Ihre eigenen Bedürfnisse werden zurück gesteckt, um es der kranken Person so angenehm wie möglich zu machen. Und zu allem Übel obliegt auch noch ihnen die Entscheidung, wann eine Grenze erreicht ist.

Sie haben meine Hochachtung für ihr Durchhaltevermögen, ihre Energie und dem Willen etwas ändern zu wollen. Doch auch sie, als Angehöriger oder Freund, müssen erkennen, dass sie nicht Gott sind und nicht alles ändern können. Es gibt einfach Dinge auf Erden, die nicht in unserer Hand liegen. Eine depressive Person gehört dazu. Nur der Kranke selbst hat es in der Hand, etwas zu ändern. Sie können nur unterstützend einwirken.

Ich möchte diese Ansicht ein wenig verdeutlichen. Stellen sie sich vor, ein guter Freund steht auf dem Fenstersims und droht zu springen. Sie betreten den Raum und sehen ihn. Natürlich wird sie ihr natürlicher Instinkt dazu treiben, die Situation regeln zu wollen und sie beginnen auf ihren Freund einzureden.

Jetzt gibt es zwei Möglichkeiten: Entweder hört er ihnen zu und diskutiert mit ihnen oder er springt sofort. Sollte das Zweite eintreten, werden sie am Boden zerstört sein und sich wahrscheinlich Vorwürfe machen.

Jetzt betrachten wir mal die erste Situation. Ihr Freund redet mit ihnen und schildert ihm sein Leid. Sie werden versuchen, ihm das Gute im Leben zu vermitteln und sein Verhalten, als überspitzt darzustellen. Ihre Hoffnung ist es, dass er vom Fenster weg, zurück in den Raum geht und nicht springt.

Nehmen wir nun an, dass ihnen dieses Vorhaben gelingt. Nach ein paar Wochen, steht ihr Freund wieder am Fenster und will erneut springen. Was hat sich geändert? Meinen sie, dass ihre Ansprache vom letzten Mal geholfen hat? Vermuten sie vielleicht, dass sie erneut vom Fenster weg bekommen?

Selbst, wenn es ihnen gelingt, wie oft wollen sie das machen? Wie oft, wollen sie sich in solch eine Situation begeben, welche ihnen viel Kraft, Energie, Sorge um den Anderen und auch Angst kostet?

Aber genau das tun Angehörige und Freunde von Depressiven. Sie reden und reden und reden ohne die Situation zu verändern. Vielleicht werden sie zukünftig dafür sorgen, dass alle Fenster verschlossen sind oder sie lassen die kranke Person nicht mehr aus den Augen.

Jedoch verändern sie damit nicht die Situation. Ist es nicht wichtiger heraus zu finden, warum der Depressive springen will?

Was ich sagen will: Solange nicht der Depressive selbst erkennt, dass er nicht mehr auf das Fenster steigen sollte, werden sie nichts daran ändern, dass er es wieder tun wird. Sind die Fenster verriegelt, wird er den Schlüssel suchen.

Die Krankheit wird alles tun, um nicht erkannt, begriffen oder geheilt zu werden. Demnach bringt es gar nichts, die Fenster zu verschließen.

Ich wiederhole mich, wenn ich sage, dass sie Grenzen aufzeigen müssen und auch Konsequenzen durchhalten müssen. Lassen sie sich nicht den schwarzen Peter zuschieben. Sie sind nicht Schuld!

Zum Abschluss möchte das Wort meinem Mann überlassen. Ich fragte ihn, was wichtig wäre und noch in dieses Kapitel gehört. Er antwortete mir „Geduld haben und die schönen Zeiten nutzen. Auch ist es wichtig, zuzuhören und zu beobachten. Gelegentlich sollte die kranke Person kontrolliert werden. Und, was ganz wichtig ist: sich nicht von den Launen der kranken Person anstecken lassen oder sich eine Jacke anziehen, die einem nicht passt. Auch sollte es wichtig sein, Grenzen zu setzen und diese auch zu kontrollieren und mit Konsequenzen zu belegen"

Ich glaube, dass damit alles gesagt ist.

16. Kapitel
„Eine Bitte an die Betroffenen"

Die letzten Worte dieses Buches möchte ich allen Betroffenen widmen.

Wir sind nicht Gott. Kein Mensch ist mit Mathematik zu erklären. Wir können nicht alles kontrollieren, auch wenn wir es gern möchten. Wir sind auch nicht in der Lage, unsere Gedanken zu steuern. Vielmehr kontrolliert uns die Krankheit.

Ich weiß, dass wir zeitweise glauben, dass alles so funktioniert, wie wir uns das denken. Auch ist das Gefühl von Macht ein wunderbares Erlebnis. Dieses erhebende Gefühl, welches uns befällt, wenn wir wieder einen Menschen manipuliert zu haben.

Jedoch vermittelt uns die Krankheit das Gefühl Manipulieren zu können. Tatsächlich manipulieren wir nicht, sondern verhindern, dass ein Mensch uns zu nahe kommt. Wir sorgen mit der Kontrolle dafür, dass wir keine Gefühle empfinden können.

Die Krankheit verhindert, dass wir lieben. Die Depression sorgt dafür, dass wir keine Freunde haben. Sie macht uns unglücklich und sorgt dafür, dass wir ständig das Negative im Leben sehen.

Wir lieben unsere Frau, unseren Mann von ganzen Herzen, lassen wir ihn also nicht länger leiden und beginnen endlich zu leben. Das Leben ist wundervoll, wenn man es mit seinem tiefsten Innern erlebt.

Kennst du das Gefühl von Tränen, welche aus Freude über deine Wangen laufen? Weißt du wie es ist, abends ins Bett zu gehen und innerhalb von 5 Minuten einzuschlafen? Weißt du, wie schön die Natur ist? Stell dir vor, du kannst über Stunden auf einer Bank sitzen und den Sonnenuntergang beobachten ohne etwas sagen zu wollen. Verzückt dich die Vorstellung, dass du mal nichts denken kannst und nicht den Wunsch verspürst, deinen Kopf gegen die Wand klopfen zu müssen?

Stell dir mal vor, dass du nicht mindestens einmal in der Woche traurig oder enttäuscht darüber bist, dass dich wieder einer ausgenutzt oder verletzt hat. Wäre es nicht schön, mal nicht darüber nachzudenken „was wäre wenn?".

Kannst du dir vorstellen, von der Arbeit Nachhause zu kommen ohne noch an die Arbeit zu denken oder sich über deine Familie zu ärgern?

Du meinst, das geht nicht? DOCH! Wenn du es willst und erkennst, dass du Hilfe brauchst, kannst du alles erleben, was du dir wünschst. Ich kann dir sagen, dass es funktioniert, denn ich habe es erlebt. Es geht!

Stell dir vor, das ich in der Klinik Tag ein, Tag aus gesessen und gepuzzelt habe. Keine Gespräche, keine Gedanken, keine Vorwürfe, keine Schlafstörungen und niemand der mich kritisiert.

Es ist schwer zu erkennen, es ist schwer zu begreifen, es ist schwer das durchzustehen, aber das Ergebnis ist es wert. Nehme die Energie, die du bisher für all deine komplizierten Wege genommen hast und stecke sie in deine Heilung und du wirst sehen, wie schön alles ist.

Jetzt könntest du sagen: „ich kann doch ruhig auf der Bank sitzen" oder „meine Familie ist toll und ich ärgere mich nicht über sie", aber ist das auch wirklich so? Frage deine nächsten Angehörigen! Führe Tagebuch!

Stelle Fragen, wie „hast du das Gefühl, dass du mir nichts Recht machst?", „Denke ich zuviel über Unsinniges nach?", „diskutiere ich zuviel", „kann ich eigentlich abschalten?" oder „glaubst du, dass ich zuviel arbeite?".

Denn unsere Krankheit vermittelt uns das Gefühl, dass doch alles in Ordnung ist. Eigentlich schon komisch, denn wir werden ja andauernd enttäuscht. Wir glauben, dass unser Leben vom Pech geprägt ist. Wir nehmen an, dass wir niemals eine normale Grippe haben werden. Bei uns ist es immer gleich ein Virus. Auch lernen wir immer die falschen Männer kennen. Freunde enttäuschen uns im laufe der Zeit.

Wir bilden uns ein, die Menschen gut zu kennen und halten uns für Hobbypsychologen. Andere loben uns dafür, dass wir immer für sie da sind und so gut zuhören können. Auch gratuliert man uns für unseren großen Optimismus und unser Durchhaltevermögen. „was du schon alles durchgemacht hast, hätte ich niemals geschafft und noch immer bist du voller Optimismus für die Zukunft!" Kennen sie diesen Satz?

Komischerweise sind wir hinterher enttäuscht darüber, dass man uns nicht dafür lobt, dass wir so hilfsbereit waren. Wir fühlen uns dann ausgenutzt. Jedoch muss ich mal die Frage stellen „hat uns der Andere um unsere Hilfe gebeten?"

Lasse die Frage auf dich wirken und überlege „hat uns der Andere um Hilfe gebeten?"

Ich glaube das nicht! Wir haben uns aufgedrängelt! Beispiel: Ein Nachbar erklärt, dass er sich einen Bandscheibenvorfall zugezogen hat und erwähnt, dass er erstmal keine Gartenarbeit verrichten kann. Der Nachbar teilt sich lediglich mit und bittet dich um gar nichts. Doch wir, in unserem Großmut und unserer Barmherzigkeit bieten uns an, den Garten zu machen.

Nein, so ist es nicht? Du glaubst, der Nachbar hat dich gebeten, seinen Rasen zu mähen und das Unkraut zu zupfen? Oder würdest du gar keine Gartenarbeit machen, weil sie kein Spaß macht?
Egal, welche Antwort du parat hast, es wird immer auf das Anbieten von Hilfe rauskommen. Wenn du nicht den Rasen mähst, willst du vielleicht einkaufen gehen oder so.

Was ich sagen will: wir können kein Dankeschön erwarten, wenn wir uns aufdrängen und dem anderen das Gefühl vermitteln, nicht nein sagen zu können. Und doch sind wir enttäuscht, wenn keine Anerkennung folgt. Ist es nicht vielmehr die eigene Sucht nach Anerkennung? Das Graben des grünen Männchens?

Fange an, deiner Umwelt zuzuhören. Fange an, zu verstehen. Fange an, zu begreifen.

Du wirst dich erschrecken, wie viele Antworten meine Thesen bestätigen werden. Zunächst wirst du enttäuscht sein. Auch wirst du alle *subjektiven* Anschuldigungen abwenden wollen. Entschuldigungen werden gesucht und es beginnen Diskussionen.

Ich möchte dir einen Tipp geben: Bedenke immer, dass du krank bist und jemand ganz anderes dein Leben geführt hat. Das warst nicht du!

Nachdem ich aus der Klinik kam und mich ein wenig erholt hatte, begann ich mein altes Leben zu ordnen. Ich ging in mein Arbeitszimmer und sortierte meine Papiere. Auf einmal stellte ich fest, dass ich Briefe seit drei Jahren nicht geöffnet hatte. Auch bemerkte ich, dass mir alles so fremd war. Ich hatte das Gefühl, in einen Traum zu sein.

Ich begriff, dass ich die letzten Jahre nicht mehr ich selbst war. Für mich war es unfassbar, dass ich all diese Dinge getan habe. Es war, als wenn ich meinen eigenen Film sah. Auch verstand ich, dass ich es nicht hätte ändern können, selbst wenn ich es gewollt hätte.

Dieses Gefühl, Dinge getan zu haben, welche ich normalerweise nie tun würde, versetzte mich in die Lage zu erkennen, dass die Krankheit mein gesamtes Wesen kontrollierte. Ich konnte mich erstmals in die Lage versetzen, wenn ein Täter im Fernsehen sagt: „ich kann meine Handlungen nicht steuern"

Ich möchte damit kein Verständnis für Täter erklären, als vielmehr die Einsicht darüber, dass es nichts Schlimmeres gibt, Dinge zu tun, die man eigentlich nicht tun will. Es war für mich ein schlimmer Weg, zu begreifen, dass ich krank bin.

Ich habe in der Klinik ein Tagebuch geführt. Die folgenden Auszüge daraus, sollen mein bisher geschriebenes besser erklären:

05.12.07
„Nun schon fast 10 Tage. 10 Tage Ruhe. 10 Tage keine Pflichten. 10 Tage keine Nacht mit meinem Mann. 10 Tage alleine. Hätte nie gedacht, dass ich es in dieser Ruhe aushalte . . . ."

„....Die ersten Tage mit Besuch waren anstrengend. Wusste gar nicht, dass Gespräche so anstrengend sein können. Gestern nun die Erkenntnis = das Wissen um ein Problem, heißt nicht, dass man es auch ändern kann. Da dachte ich doch tatsächlich, dass man mit dem Wissen ein AHA-Erlebnis hat. Falsch! Man kann es nicht ändern, wenn man darum weiß. Dann der Vergleich aus der Gruppe: Der Yogalehrer meinte, dass man mindestens 4000 Mal gerade gesessen haben muss, um immer gerade zu sitzen. Was sagt uns das? Arbeiten, Arbeiten, Arbeiten. ...."

„ ....Ich muss herausfinden, wer ich tatsächlich bin. Was denke ich wirklich? Was möchte ich wirklich tun? Warum mache ich so einige Dinge? Was ärgert mich? Was interessiert mich? Was tut mir weh? Wo ist mein Selbstwertgefühl? Wünsche ich mir was? ...."

Der Umstand, dass ich hier bin, schweist unsere Familie zusammen. Das macht uns gemeinsam stark. Ich liebe sie von ganzen Herzen und es sind die wichtigsten Menschen in meinem Leben. Danke lieber Gott"

09.12.07

„… Depression bedeutet, dass der Körper krank ist, da Botenstoffe nicht funktionieren. Wir müssen akzeptieren, dass wir krank sind. Alles was wir jetzt denken, ist so, als wenn jemand neben einen steht und das erzählt (jetzt hab dich mal nicht so, geht schon). Wir setzen uns damit unter Druck. Ich bin Krank. Ich bin Krank. Ich bin Krank. Sieh es endlich ein…"

„ … So, die Gruppe ist vorbei und was hab ich mitgenommen? Mh… ich glaube, tatsächlich die Erkenntnis, dass ich begreifen muss, dass ich krank bin. Aber wie bekommt man die? Denn ich glaube, erst wenn ich begriffen habe, kann ich lernen und einen neuen Ausbruch verhindern … „

10.12.07

„ … Heute wurde wieder viel gelacht. Die Auswertung über die Gruppensitzung hat ergeben, dass es uns nach ca. 10 Tagen besser geht und jede neue Information Gold wert ist. Der Eine fühlt sich nicht allein auf dieser Welt, der Andere hat ein Aha-Erlebnis. Das Wichtigste jedoch ist, dass die Neuen meinten, dass sie durch unsere Äußerungen Hoffnungen haben, dass es besser werden wird…."

11.12.07

„ … toll, ich freue mich wieder auf etwas. Is schon lange her. Kannte das Gefühl nicht mehr. Komisch. Ich dachte immer, ich freu mich. Jedoch jetzt, wo ich das Gefühl der Freude spüre, merke ich, dass ich die Freude nur erklärt habe, aber nicht gefühlt. Freute ich mich wirklich oder wollte ich nur toll für die Anderen sein? Tja, in jedem Fall weiß ich jetzt, das Freude ein schönes Gefühl ist … „

12.12.07

„ … ich bin super stolz auf mich. Ich puzzle für mein Leben gern und jeder sagt: man bist du toll. Das kannst du aber tut. Gibt es ein System und die Einfarbigen sind doch so schwer. *Das die Leute das sagen macht mich nicht stolz, sondern nachdem ich drei Puzzles fertig hatte, hatte ich die Wahl welches ich nun nehme. Und ich ertappte mich dabei, dass ich ein Puzzle aussuchte, welches möglichst einfarbig ist. Aber warum? Da gab es einen weißen Schimmel. Alles weiß. Toll oder? Jeder würde mich loben. Doch dann fiel mir genau das ein. Will ich für mich puzzeln oder damit mich die andern loben? Ich legte das Pferdepuzzle zurück und nahm mir das Schloss Schwanstein. Das Bild gefiel mir besser, sieht nicht so schwer aus und ist für mich. Außerdem geht es mir langsam schon auf den Senkel, dass jeder zu sagt, wie toll das ist ..."*

13.12.07

„ ... Heute wieder Gruppe. Manisch: laut, viele Ideen, sich ruinieren, extrem hochtourig, brauch wenig schlaf, redet viel, Versuche dagegen zu steuern scheitern, da nur Verluste und keine Glücksgefühle. Beobachte dich selbst. Überprüfe, welche Handlungen mich krank machen. Situationen angemessen bewerten. Bedürfnisse lernen. Also, was will ich und nicht: was hätte ich tun können. Unbedingt eigene Meinung und Gefühle vertreten. Mit eigener Energie haushalten. Realitätsprüfung: nicht seinen Gedanken ergeben, sonder die Situation auflösen und nicht erdenken. Die Gedanken schaffen eine Wahrheit und der Wahrheit handeln wir ..."

19.12.07

„ ... Endlich Nachhause. Hab Angst vor dem was kommt. Schon im Auto mit meinem Mann fing es an. Er fragt: soll ich noch ein paar Brötchen holen? Ich antwortete: nein, hab schon gefrühstückt. Darauf hin er: ja, du vielleicht, aber ich noch nicht. Das war doch die falsche Frage von ihm. Wenn er Brötchen will, dann sollte er doch sagen: ich hab noch nicht gefrühstückt, hole mir ein paar Brötchen. Magst du auch? Das wäre korrekt. Denn dann sagt er was er gern hätte. Mir fiel sofort auf, dass ich mich verändere.

Denn sonst wäre mir das nicht aufgefallen. Wahrscheinlich hab ich bisher all diese Entscheidungen getroffen ....
Ich fragte: was möchtest du heute essen? Er antwortet mir: ist mir egal. Was magst du denn? Ich sage: ein Stück Fleisch mit Sahnesoße. Darauf hin er: Könnte ja auch meine tollen Hamburger machen. Wieso fragt er überhaupt? Was sind das für Dialoge?"

Das waren ein paar Auszüge aus meinem Tagebuch in der Klinik. Ich glaube, dass ich hierzu nicht mehr viel erklären muss. Wie euch aufgefallen ist, bemerkte ich nach der Klinik meine Veränderungen. Das war nicht immer leicht, denn ich suchte sofort nach dem Schuldigen in dieser Angelegenheit. Doch es gibt keine Schuldigen! Ich bin krank und kann nichts dafür! Jedoch kann ich etwas dafür, wenn ich nichts dagegen tue.

Mein Wunsch an Dich: Beobachte. Schreibe einen Stundenplan und lese ihn jede Woche. Dann wird dir dein Handeln bewusst. Nehme ärztliche Hilfe an, um die Ursache zu finden.

Und was ganz wichtig ist: Rede über deine Gedanken und Handlungen. Seien sie auch noch so absurd. Wenn du es nicht mit deinem Partner kannst, suche dir Gleichgesinnte oder einen guten Freund. Wichtig ist, dass du ehrlich zu dir selbst bist und deine Krankheit akzeptierst.

Vielleicht erfährst du Ablehnung und Verurteilungen, wie ich auch. Jedoch solltest du immer daran denken, dass es jetzt um dich geht und nicht um den Rest der Welt. Ist doch egal, was andere Menschen denken. Und ein Sprichwort hat mir immer geholfen: Jeder Topf findet einen Deckel.

Bedenke also, dass sich dein Leben, dein Verhalten und auch deine Ansichten verändern werden. Entsprechend verändert sich auch deine Umwelt. Wenn du immer den Samariter gespielt hast, kanntest du viele Menschen, welche auch Hilfe brauchten. Ab Heute bist du kein Samariter mehr, sodass sich Menschen, welche bisher auf deine Hilfe angewiesen waren, zurückziehen werden.

Es wird ein tolles Leben, welches dich glücklich und zufrieden werden lässt. Denn du findest dich! Endlich wirst du erfahren, wer du wirklich bist und was du willst. Das ist ein tolles Gefühl.

Es wird nicht einfach sein. Es werden Jahre der Genesung vergehen. Ich vergleiche das immer mit einem Alkoholiker: Jeden Tag sehe ich den Alkohol vor mir und darf nichts trinken. Jeden Tag bin ich mit meiner Krankheit konfrontiert. Jeden Tag muss ich kämpfen, um nicht wieder dem alten Denkmuster zu verfallen. Doch, wie der Yogalehrer schon sagte: Du musst dich 4000 Mal zwingen gerade sitzen, um zukünftig auch instinktiv gerade zu sitzen.

Halte durch und gib nicht auf. Nutze deine enorme Energie und Stärke und du wirst den schönsten Preis erhalten.
Dich selbst!

In eigener Sache:

Ich habe dieses Buch immer und immer wieder gelesen. Es hat Monate gedauert, bis ich es veröffentlicht habe. Und selbst jetzt, wo ich weiß, dass ich fertig bin, zittern mir die Hände und ich suche nach Gründen, es nicht zu veröffentlichen.

Wahrscheinlich ist dieses Buch gut für mich und deswegen wehre ich mich dagegen. Aber ich werde es jetzt veröffentlichen und Euch eine Hilfestellung geben.

Das Buch wurde geschrieben, um Euch zu helfen. Daher möchte ich Euch darum bitten, mir ein Feedback zu senden. Ich habe eine e-mail eingerichtet unter der Ihr mir alle Meinungen mitteilen könnt. Schreibt mir:

violetta.braun@yahoo.com

Weiterhin werde ich daran arbeiten, Workshops oder Seminare anzubieten. Seit ich krank bin, gehe ich mit offenen Augen durch die Welt und merke, dass es einen großen Bedarf gibt. Auch habe ich im Vorfeld interessante Gespräche geführt, welche meine Entscheidung bekräftigen.

Ich freue mich auf Eure Meinungen und Anregungen!

Natürlich möchte ich allen Menschen danken, die mir ihr Vertrauen geschenkt haben und somit zu meiner Genesung beigetragen haben. Aber ich danke auch für die Erfahrungen, welche ich machen durfte. Denn nun, weiß ich genau, worauf es im Leben ankommt und wie wichtig Familie, Freunde und Verwandte sind. Danke für diese Erfahrungen!